カラー図解　人体誕生

からだはこうして造られる

山科正平　著

ブルーバックス

- ●カバー装丁／芦澤泰偉・児崎雅淑
- ●カバーイラスト／本庄和範
- ●本文イラスト／金井裕也・千田和幸・本庄和範・さくら工芸社
- ●目次デザイン／長橋誓子
- ●本文・図版編集／松本京久

はしがき

「一体、自分はどこからどのようにやってきて、どこへいくのだろうか？」これは誰もが一度ならず思い抱く疑問だろう。「どこへいくか」については全くの無知であるが、「どこからどのようにやってきたのか」との問いかけに、生物学、とくに発生学の知識を用いて答えをだそう、というのが本書の目的である。つまり、受精卵という、たった１個の細胞から人体が誕生するまでのわずか10ヵ月足らずの間に、母体の中で展開されるドラマを見つめていこうというわけだ。

　よくヒトのからだは「小宇宙」といわれる。たとえ"小"だとしても人体は宇宙にも匹敵する巨大な被造物であり、その生い立ちの秘密を解明することは、まさに造化の神の営みに深く分け入ることにも通じてくる。事実、本書を読み進めていくにつれ、すべての過程がものすごく合理的で、かつピンポイントの局所とタイミングで、なんらの間違いもなく進行してくることに驚かされるに違いない。そのため、自然現象とはいえ、からだ造りの世界とは造化の神が演じる神秘の冥界であって、およそ人知のおよぶところではないとさえ思われてくる。

　ところが、20世紀後半以降、分子生物学や分子遺伝学、加えに遺伝子工学の技術が急速に発展して、神の営みまでもが近代科学の俎上に載せられるようになってきた。その結果、小宇宙の生成のメカニズムを解き明かす研究が華々しく展開され、人体が誕生するまでに作動する遺伝子やその産物であるタンパク質がたくさんあげられるようになってきた。しかし、遺伝子やタンパク質が作動すると、器官に特有の形状や機能が生まれてくるそのメカニズムの解明までには、まだ幾ばくかの時間がかかりそうに思われる。そこで本書でも分子発生学の片鱗

だけを紹介しながら、人体誕生の実像を見ていくことにする。

　発生学と聞いて、誰もがすぐピンとくるのが、中学や高校の生物の学習で格闘した、カエルやイモリの卵から成体ができるまでの営みではないだろうか。そして格闘した割にはのめり込む方は少なく、むしろ疎遠になったという声が大きいようだ。それは発生学が難解で、どうしても親しみを抱きにくいという側面を持っているからなのだろう。というのも、自分のからだのどこを探しても見つからない、内胚葉、中胚葉、外胚葉といった用語や概念が縦横に飛び交うことに加えて、からだができてくる経過が三次元構造の時間変化、つまり四次元の世界だということにある。二次元の話なら紙にペンで図解もできるが、三次元になると立体ＣＧでも使わないと図解が難しくなる。ましてや四次元になると動画を措いてはもう手に負えない。

　そこで本書では、この難問を２つのアプローチで解決することにした。１つは徹底的な単純化である。どの程度単純か？といえば、からだを薄い皮の中にあんこを包み込んだ「薄皮饅頭」に見立てることにした。いずれいやというほど並べ立てるが、薄い皮は上皮という細胞群であり、あんこの方は上皮ではない細胞群（非上皮、また本書では間葉組織としても語られる）で、これら２つの細胞群の相互作用というしくみによって、手足はもちろん、肝臓や肺など、多くの器官が生まれてくる。それどころか、これからなにかの器官を作ろうとするときには、もともとあんこだけしかなかった饅頭の内部にまでも、必ずといっていいほど薄皮が生まれてくる。そして周りのあんこと相互作用を展開し、心臓だの腎臓だのといった器官を生みだすようになる。

　そのため、この「薄皮饅頭」を比喩として活用しながら、発生学の難解な用語にあまりこだわることなく、人体誕生の経過を理解していただきたいと考えた。

はしがき

　2つ目は徹底的にわかりやすさにこだわり抜いた図解である。多くの明解な図に多彩な色と平易な解説を施して、人体誕生に親しみを持っていただくように努めた。そのうえ、ページをいきつ戻りつしなくても済むようにレイアウトにも細心の工夫を払うように心がけた。幸いにも、イラストレーターの千田和幸、本庄和範、金井裕也の3氏が図版の作成に全面的に協力、渾身のメディカルイラストを完成させてくださった。図を眺めているだけでも、人体誕生の臨場感を満喫していただけるのではないだろうか。

　本書はからだが生まれてくる経過を紹介するが、ゴールとなる成体での器官や組織の構造が明示されなければ、経過を知るすべもない。そこでできるだけ成体器官の構造や機能、つまりゴールを明示し、それに向かう生い立ちの経過について解説に努めたが、ページ数の関係もあって必ずしも十分だとはいえない。成体の構造と機能については『カラー図解　新しい人体の教科書　上、下』の2冊を講談社ブルーバックスのシリーズから姉妹書として刊行してあるので、これと併せてご覧いただくことにより、生まれてくる経過の理解を一層深めていただけるだろう。実はこの姉妹書の図版も先にあげたお三方のメディカルイラストレーターの手によるものなので、共通した親しみやすさを覚えていただけるはずだ。

　本書の通読により、わたしたち一人一人のからだの成り立ちへの関心を高揚させ、さらには「人間」が持つきわめて多様な生物学的な側面を考察するうえで、大きなヒントを創出していただけるなら、これ以上の喜びはない。

2019年10月　　　　　　　　　　　　　　　　山科正平

ヒトの生まれるまで──胚子期（受精〜8週末）

受精後1週目──受精から着床まで

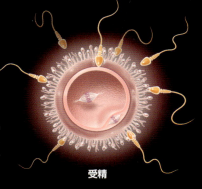

拡大率：約30倍

拡大率：約300倍

ヒト受精卵
直径：約0.1㎜

卵巣から排卵された卵子の中に卵管で1個の精子が進入して、受精卵ができ、これがからだ造りの発端になる

受精

拡大率：約300倍

胞胚（胚盤胞）
直径：約0.1㎜

受精卵は卵割という細胞分裂を繰り返しながら卵管を下って、6日目頃には胞胚（あるいは胚盤胞）という段階にまで発達して子宮の粘膜に着床する
この間、受精卵の直径は0.1㎜ほどなので、肉眼でやっとその存在を識別できるとしても、その詳細を見て取ることはできない。着床までの1週中には、細胞数の増加はあるが、卵割により生まれた細胞はどんどん小さくなるので、全体の直径はほぼ0.1㎜のままで、大きさにはあまり変化がない

受精後2週目──二層性胚盤の形成

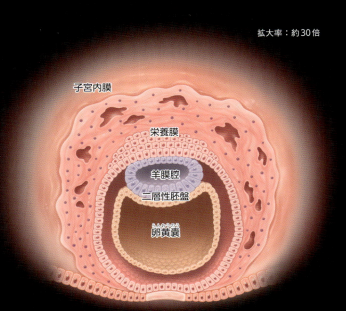

拡大率:約30倍

子宮内膜
栄養膜
羊膜腔
二層性胚盤
卵黄嚢(らんおうのう)

二層性胚盤の最大径:約0.5㎜

着床すると、胞胚は母体から栄養を受けるようになるため、急速にその大きさを増す
2週目までには胞胚の細胞群のうち内細胞塊という8個ほどしかなかった細胞から羊膜腔、卵黄嚢という2個の袋と、両者の界面に胚盤葉上層と胚盤葉下層とからなる二層性胚盤が形成される。二層性胚盤ができあがる頃には、栄養膜の全体の外形は3.5㎜ほどに達するが、その中の二層性胚盤の最大径は0.5㎜ほどである

3週中に確立した三層性胚盤

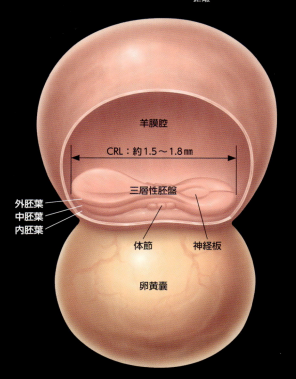

拡大率：約30倍
頂殿長（CRL）は頭部と殿部の距離

羊膜腔
CRL：約1.5〜1.8mm
三層性胚盤
外胚葉
中胚葉
内胚葉
体節　神経板
卵黄嚢

二層性胚盤では、胚盤葉上層の細胞から内胚葉、中胚葉、外胚葉が分化して、受精後3週目の終わりまでには、三層性胚盤が完成する。三層性胚盤ではCRLは1.5〜1.8mmほどになる。外胚葉からはすでに神経板が形成され、中胚葉には体節ができはじめている

受精後4週目から6週目の変化

三層性胚盤には折れたたみ運動が進行して、円盤状だった胚子は4週目以降次第に円筒状の形状をしめすようになる

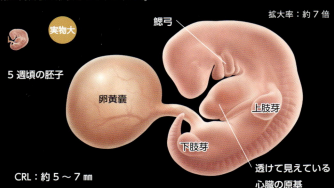

5週の胚子はからだを大きく湾曲させて側方から見ると体軸はC字形を呈しているが、すでに将来の上肢、下肢の原基である上肢芽、下肢芽が出現し将来の口に相当する口窩から咽頭部にかけて4個のエラの器官（鰓弓）が認められるようになる

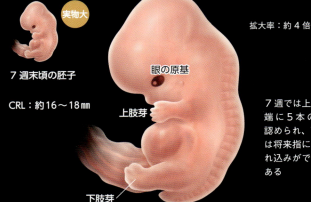

7週では上肢の先端に5本の指が認められ、下肢には将来指になる切れ込みができつつある

胚子期の最後である受精後8週目の胚子

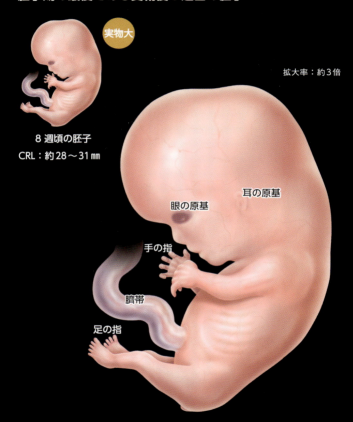

8週頃の胚子
CRL：約28〜31㎜

実物大

拡大率：約3倍

耳の原基
眼の原基
手の指
臍帯
足の指

　8週末にはCRLがほぼ30㎜になり、頭部も丸く、四肢の指も完成して、小さな赤ちゃんの形状ができあがっている

ヒトの生まれるまで──胎児期（受精後9週目以降）

受精後9週　胎児期のはじまり

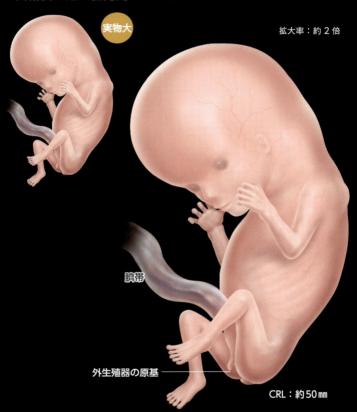

実物大

拡大率：約2倍

臍帯

外生殖器の原基

CRL：約50mm

受精後9週目以降は胎児期とよばれるが、この間に外形がどんどん大きくなってくる。また体内では8週末までにできあがったいろいろな器官の原基は、胎児期を通じて発達を続けて、完成した器官となっていく。9週目にはCRLは50mmほどになり、頭部の大きさがCRLの半分を占めるようになる。からだの運動もはじまるが母親はそれをまだ感知しない

受精後11週　外生殖器の分化が進む

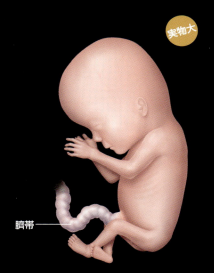

実物大

臍帯

CRL：約60㎜

受精後11週頃では、外生殖器の分化が進む
受精後16週になると、からだ全体に丸みが増し、超音波診断で男女の区別がつくようになる

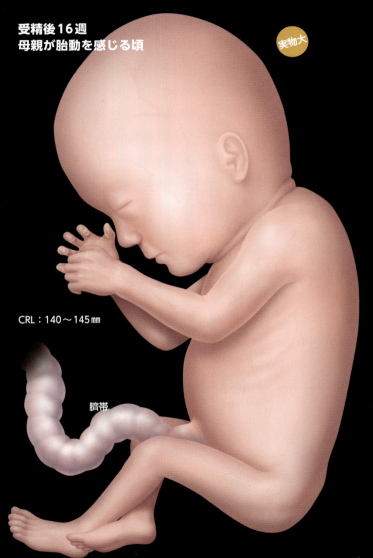

受精後38週　出産日頃

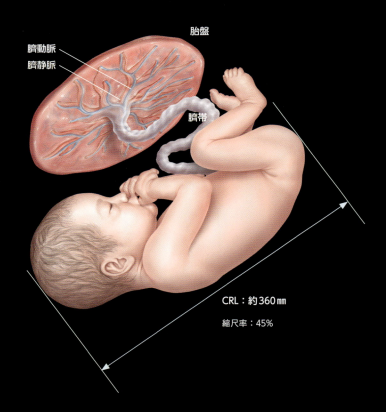

出産直前の受精後38週になるとCRLは約360㎜、体重は3000gを超える程度にまで発達している。もし直立させると頭部長が身長の4分の1になるので4頭身ということができる

出生

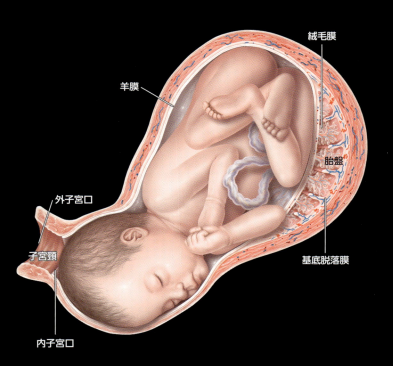

胚子期・胎児期の日数の数え方（胎齢）

　胚子の発生は受精した瞬間からはじまる。しかし受精時を正確に推定することは困難である。ということは胎齢が決まらないという大きな問題を抱えていることになる。

　そこで発生学では、目にした胚子の発達の様子を克明に調べて、受精後何日目に相当するかと推定する方法が考案され、米国のカーネギー発生学研究所が提唱した1から23段階までの基準が広く活用されている。受精後の日数あるいは週数を胎齢とする方法は受精齢とよばれている。また発生学では、受精が起きた日を0日目として、それから6日目までの7日間を1週目として、受精後38週目の末日（受精後266日目）が出産予定日となる。

　しかし実際には受精日を特定することは困難である。そこで、産科や臨床医学では妊婦の妊娠に先立つ最後の月経（これを最終月経という）がはじまった日を妊娠0日目として、それ以降4週を1ヵ月として計算する方法（月経齢）が採用されている。この計算法によると40週、280日目が出産予定日となる。実際に排卵が起きるのは次回月経予定日から遡る14±2日前とされている（荻野学説）ため、受精齢と月経齢では2週間ほどの食い違いがあることに留意いただきたい。本書では特別に断らない限り、受精齢に従って記載する。

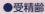

●受精齢

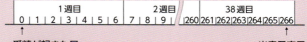

身長の測り方——頂殿長（CRL）

　ここにあげた図を通覧すると、胚子も胎児も背を大きく丸めるばかりか、膝も股関節も屈曲させているため、成体のように、直立して頭頂から踵（かかと）までの身長を測ることは難しいことがわかるだろう。そこで発生学では、胎児をそのままの形状で側方から見て、頭部の一番高いところから殿部の一番低い部分までの長さを測定して、これを頂殿長（crown-rump length, CRL）として、身長に相当する数値としている。これによると満期正常出産の頃のCRLはほぼ360㎜になっているが、もし直立させたとすると頭頂から踵までの身長（頭踵長）は約500㎜になる。

●頂殿長（CRL）

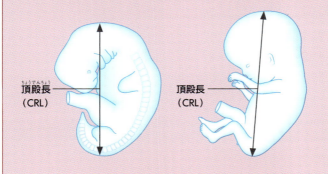

頂殿長（ちょうでんちょう）
（CRL）

頂殿長
（CRL）

カラー図解

人体誕生 からだはこうして造られる

はしがき ………………………………………………………… 3

ヒトの生まれるまで　　6

胚子期（受精〜8週末）………………………………………… 6
胎児期（受精後9週目以降）…………………………………… 11
胚子期・胎児期の日数の数え方（胎齢）……………………… 16
身長の測り方 —— 頂殿長（CRL）…………………………… 17

第1章　からだの枠組み　　23

1-1 からだの内と外………………………………………… 24
1-2 上皮細胞の特性………………………………………… 28
1-3 からだの中にあるもの………………………………… 34

第2章　からだ造りの戦略　　45

2-1 からだ造りのしくみ…………………………………… 46
2-2 上皮と間葉の相互作用がからだを造る……………… 64

目次

第3章　からだ造りの手順　71
3-1 からだ造りと3枚重ねの円盤 …………… 72
3-2 三胚葉のその後 …………………………… 92

第4章　折れたたみで胚子の形が変わる　127
4-1 胚子全体の形状変化 ……………………… 128
4-2 体腔と消化管の発達 ……………………… 148

第5章　凸凹が生じて器官ができる　169
5-1 上皮シートの陥没で生まれる器官群 …… 170
5-2 飛びだす上皮シート ── 上肢、下肢の形成 …… 193

第6章　神経系の生まれ方　201

- **6-1** 中枢神経系の生まれ方 …… 202
- **6-2** 神経堤細胞は神経細胞の弟分 …… 218
- **6-3** 出店を作って多角経営する神経系 …… 226

第7章　袋と管が作る体内の器官　239
PART① 循環器

- **7-1** 循環器系の器官の特性 …… 240
- **7-2** 血管と血球の生まれ方 …… 246
- **7-3** 心臓の特性と生まれ方 …… 250

第8章　袋と管が作る体内の器官　275
PART② 生殖器官と泌尿器官

- **8-1** 生殖器官の生まれ方 …… 276
- **8-2** 泌尿器官の生まれ方 …… 292

第9章　ヒトのからだにサカナ時代の遺構　299

9-1　ヒトがサカナだった頃の面影 ……………… 300
9-2　顔のでき方 ………………………………… 316

第10章　手違いをする造化の神　323

10-1　失敗が付きもののからだ造り ……………… 324
10-2　現象として見た先天異常 ………………… 336

あとがき……………………………………… 341
参考文献……………………………………… 344
索引………………………………………… 346

第1章
からだの枠組み

　からだは一体どのようにしてできあがってくるのか？　という問題に向き合うにあたって、ゴールになる成体のからだというものを十分に理解しておく必要がある。しかし、成体が持つからだの構造や機能はそれぞれの章の中で見ていくこととして、ここではからだというものをものすごく単純化して、腕もなければ足もない、頭もない、だからボール、もっと極言するなら薄皮饅頭のようなものに見立てて考えることにしよう。手や足も、頭もなくても一向に心配はいらない。いずれ立派にできてくるはずだ。単純化することにより、説明もしやすくなるし、理解も容易になる。

1-1 からだの内と外

「福は内、鬼は外」、節分の豆まきは鬼の嫌いな豆をまいて、家の外へ鬼を追い払い、家の中には福だけが満ち溢れる。こうした人々の願望を込めて、立春の前日におこなわれる古くからの行事である。福が住む家の内側と鬼が徘徊する外側を隔てるのは家屋の外壁なのだろうか。

人間のからだにも外壁に相当するものがあって、それによりからだの内部が保護されている。その外壁とは皮膚である。ところが皮膚を顕微鏡で見ると、最外層である表皮、その下で表皮を補強する線維成分の多い真皮、さらに下層にあって皮下脂肪を蓄える皮下組織の3層構造をなしている。それで、厳密にいうなら外壁に相当するのは3層のうちの表皮だということになる。だから表皮の内側、真皮と皮下組織、さらにはそのもっと奥深くに広がる領域が「福」の住んでいるからだの中であって、表皮の外側が「鬼」のうろつく外界になるだろう。

1-1-1　からだの外壁は表皮

表皮をもう少し詳しく見ることにする。からだの最表層であるから、絶えず擦られて、摩耗する危険にさらされている。また病原体や有害な毒物など、まさに鬼ともいうべき外敵が虎視眈々と侵入の機会を狙っている。そのため、細胞が何層にも積み重なって堅固な表皮層を作って、容易には侵入を許さないしくみになっている。そればかりか、最表層には表皮の細胞が死んでケラチンというタンパク質に変性して、これでできた防護壁（専門的には角質層の名前がある）も備えている。この層のおかげで、多少擦られても、すぐには表皮がはがれ落ちて家の中が丸見えになることがないばかりか、鬼の侵入にも備えている。

第1章　からだの枠組み

　人体を作る細胞は37兆個もあるといわれている。そのうち、いままで見てきた表皮の細胞はからだの表面を覆う細胞層であって、常に外界の鬼と対峙している。このように体表を覆う細胞群は一般に上皮あるいは上皮組織と総称されている。それに対して、上皮の内側、つまり体内に棲まう細胞群は上皮ではない、つまり非上皮の細胞群として、上皮から区分けされている。そのため、人体を作る細胞群は大きく上皮と非上皮に2大別して考えることができる。

　人体を薄皮饅頭に見立てるなら、全身の細胞群を薄皮に相当する上皮組織の細胞群と、あんこである非上皮組織の細胞群とに区分けできるというわけだ（図1-1）。

　薄皮とあんこが見た目も味も異なるように、上皮細胞は体表をカバーするという特性により、その内部で生きる非上皮の細胞群とはいくつもの重要な違いを持つのだが、その詳細はこれから次第に明らかになるであろう。この段階では、からだが上皮細胞と非上皮細胞との2群の細胞からできているということだけを確認して話を先に進めていこう。

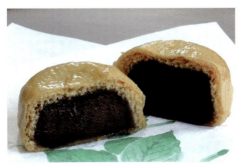

図1-1　薄皮饅頭
薄皮饅頭では、薄い皮の層（上皮組織）があんこ（非上皮組織）をすっぽりと包んでいて、からだの原型のように見立てることができる

1-1-2 体内にもある上皮

　ここで口を大きく開けて、手鏡でも使ってその中を覗いて見ることにしよう。顔面の表皮は切れ目がないままくちびるに続いて、さらには口の中の赤い粘膜にもつながっている。口の中の粘膜はその奥ののどの粘膜、さらには食道の粘膜にも続いていくことは容易に想像がつくだろう。その先は、もう手鏡だけでは覗ききれないが、食道は胃に続きその奥では小腸、大腸と続き、そのまま肛門を経て尻の穴につながっていることは想像ができるだろう。尻の穴から外にでれば、再びお尻の表皮に連続してくるというわけだ。

　口の中や消化管の最内面を作る細胞層は粘膜とよばれ、粘膜も皮膚と同様に3層構造をしている。3層のうちの粘膜上皮という第1層目だけが表皮に連続する層になっている。粘膜といえばなにかわかったようでそうでもない部分もあるが、取りあえずは口の中や舌の表面を上張りしている赤く見える表層が粘膜で、これがその奥の腸管にまで続いていると了解してもらえばよいだろう。

　こうして見てくると、上皮というものはからだの外表をすっぽりと包んでいるばかりではなく、からだの中と思っていた胃腸管の随分奥の領域にまで厳然と存在することに気が付くはずだ。

　表皮の外がからだの外だとすれば、口の中は言わずもがな、食道から肛門に至る消化管という「管」の中もからだの外、つまり鬼にでくわす場所だということになる。この論法を進めるなら、口から尻の穴まで、食物は「からだの外」を通過していることになる。消化管というものはからだの長軸を貫く1本の管なのだが、この長い管を狭いおなかの中に収めるために紆余曲折、折れたたまれてしまったので、なかなか1本の管だという実感が湧きにくいが、図1-2のように単純化すれば納得して

いただけるだろう。

次に空気の通路について考えてみよう。息を吸うと、鼻の孔（外鼻孔）を通って鼻腔に空気が入っていく。流れていく空気に直接触れている部分、つまり鼻腔の内表面を覆っている粘膜も、口腔や消化管との類推により上皮だということがわかるだろう。それならばそのもっと奥の咽頭、喉頭、さらには気管を経由して肺の奥の肺胞に至るまでも、その内面は鼻腔の粘膜から連続している。だから、ここにも鬼にでくわす「からだの外」があることに気づくだろう。

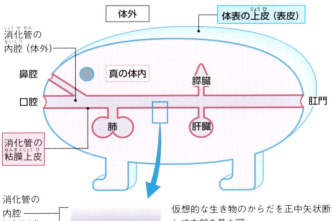

図1-2　からだの内と外を仕切る上皮

仮想的な生き物のからだを正中矢状断して内部を見た図
青と紫の線による縁取りは上皮をしめす。上皮によりからだは外界から仕切られている。■でしめす領域が第3章で問題にする非上皮組織からなる真の体内に相当する。からだの奥深い内部と思っていたところにも、からだの外があることに注目していただきたい

元来、喉頭から肺に至るまでの空気の通路は、消化管からわかれでた側枝ともいうべき行き止まりの管の先端が大きく発展したものである。こうしたこともあわせて考えると、上皮というものがからだの中にも大きく張りだしていて、それゆえに「からだの中」と思っていたところにも随分たくさんの「からだの外」がありそうだということに気づかれたのではないだろうか。からだの奥深くにまで鬼が平然と住んでいるから、多種の病気も起きるというわけだ。

　からだの中にあるたくさんの器官のうち、体表から連続する上皮が関わり合いを持つものはこれにとどまらない。肝臓や膵臓といった大きな器官も消化管の内壁を作る上皮細胞が伸びだしてきたものである。そのため一見からだの中にあるように見えるが、これもまた上皮が主体となった器官だということになる。なかなかピンとはこないものだが、肝臓や膵臓の内部にもからだの外があって鬼が住んでいる、というわけだ。からだの内と外との区分がややこしくなってきたようなので、この話はひとまずここまでにして、先に進むことにしよう。

1-2 上皮細胞の特性

　これまで人体を構成する細胞集団が上皮細胞と非上皮細胞との2群に大別されることを見てきた。全身が2群の細胞から構成されている事実はどうやらからだ造りの根幹に迫ることのようなので、両者を比較しながら上皮細胞が持つ特性をもう少し詳しく見ていくことにしよう。

1-2-1　上皮細胞はシートを作る

　上皮はからだの外表面、内表面をシート状に覆っている組織

第1章 からだの枠組み

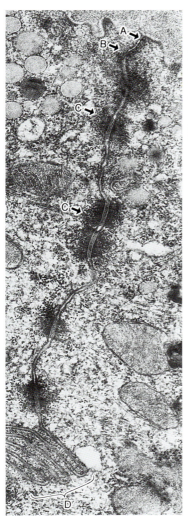
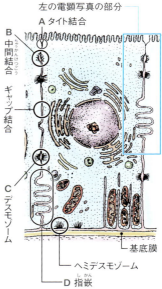

隣り合う細胞どうしは、バラバラにならないよう相互に細胞間結合装置で結合されている。結合装置はいずれも細胞膜が特殊化したものである。上皮細胞の場合、外界に向けた部分（自由表面）の近くからタイト結合（写真中のA）、中間結合（B）、ギャップ結合、デスモゾーム（C）の順に並び、側底部には細胞からでた突起が指をからめるように（指嵌、D）つないでいる。上皮細胞とその土台になる基底膜とはヘミデスモゾームという構造体で結び付いている
（3万3000倍）

図1-3　いろいろな細胞間結合装置

（組織とは類似の細胞が作る集団をいう）である。ここで細胞がシートを作るということは、細胞どうしがぴったりと接着していることを意味している。また上皮細胞が相互に接着するためには、細胞膜に接着剤となるタンパク質を持っているはずだ。

　37兆個の細胞群を上皮細胞と非上皮細胞との2群に大別する分別のポイントは、接着タンパク質を持ってシート状に広がるか、接着タンパク質を持たずにバラバラの細胞がただ「雑多」に寄り合って大きな集塊をなすか、というこの1点に帰結してくる。事実、上皮細胞を電子顕微鏡で見ていると、タイト結合とかデスモゾーム、ギャップ結合といった、耳慣れない名前が付いたいろいろな種類の細胞どうしを結び合わせる仕掛けを目にすることができる（図1-3）。今日の細胞生物学では、これらの細胞間結合装置における結合のしくみも、分子レベルでかなり詳細に解析されている。

　このように上皮細胞が相互に接着しているということは、裏をかえせば、勝手に動き回ることができないと見ることもできるだろう。ある場所に固着していることが上皮細胞が持つもう1つの特性だというわけだ。その一方で、非上皮細胞には接着のための仕掛けを目にすることができず、そればかりか、かなり自在に動き回ることも大きな特徴であり、この点については「1-3 からだの中にあるもの」でゆっくり見ることにする。

1-2-2　シートの土台になるもの──基底膜

　体外に直面している上皮のシートに対して、その内側が非上皮の細胞群が棲む本当の意味での体内である。ところが上皮と非上皮の組織が直に接触しているかというとそうではなく、この両者の間には非常に薄い無構造な層があって、この層によっ

て上皮と非上皮細胞群が厳然と境界されている。この数μmほどしかない薄い境界層は基底膜とよばれている（図1-4）。

厚さが数μmしかないため、光学顕微鏡で見ても基底膜の存在が定かではなく、ある特殊な染色を施すと濃く染まる線として見えてくる。電子顕微鏡ならその存在は明瞭である。基底膜は化学的にはコラーゲンの一分子種（Ⅳ型コラーゲンという）とラミニンというタンパク質が主要な成分で、この層こそが上皮組織の細胞群と非上皮組織の細胞群とを区分する境界である。

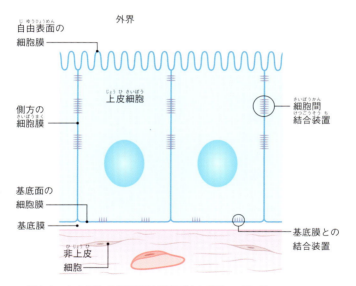

図1-4　上皮細胞の細胞膜は局所ごとに異なっている

上皮細胞を取り囲む細胞膜のうち、自由表面は外にある物質を取り込んだり、細胞内の物質を外に向けて送りだす機能を持つ。側方の細胞膜には隣接する細胞と結び付ける結合装置が発達して、基底面の細胞膜には基底膜と結合する装置を持つ。このように上皮細胞では細胞膜が局所ごとに異なる機能を担当していることが大きな特徴である。これに対して非上皮細胞の細胞膜は一様で、局所ごとの差異は判然としない

そのため基底膜が体表と体内との境界だと考えてもよいことになる。また見方によっては、基底膜の上に上皮細胞がきれいに並んでシートを作っていると考えることもできる。事実、上皮細胞の細胞膜には基底膜の成分と結合するタンパク質もあるので、単なる土台の域を越えて、上皮細胞をそこにつなぎ止めておく仕掛けだということになる。この先、本書では随所で上皮と非上皮の境界を問題にするが、そこには必ず基底膜という非常に菲薄（ひはく）な層が仲介していることにはとくに注意していただきたい。

1-2-3 シートにできたデコボコ

これまで上皮をシート状として説明してきたが、本当のところ、これは物事をあまりにも単純化しすぎている。というのは、わたしたちのからだは工事現場などに張られているブルーシートだとか、ラグビーボールとは全く異なっていて、体表にはたくさんの凹（へこ）みや突出があって、単純な平面とはかなり様相

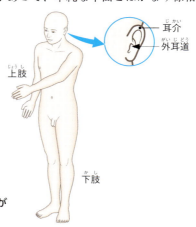

上皮の突出や陥凹によって上肢や下肢、耳介、あるいは外耳道など、いろいろな器官が生まれてくる。マクロ的なものばかりではなく汗腺のように顕微鏡的な小さな凹凸もある。どれだけ凹凸があっても、上皮はどこまでも切れ目なく連続している

図1-5　上皮の突出と陥凹が作るいろいろな器官

第1章　からだの枠組み

を異にするからだ。

　これらの凹凸には肉眼でもはっきりと目にすることができるものから、顕微鏡でやっとわかるほどの微小なものまで、実にバラエティに富んでいる。たとえば耳介は突出物の1つであり、耳の穴は凹みの1つだ。上肢や下肢も大きなでっぱりで、その先端からはさらに指も突出していて、こうしたものは肉眼でも一目瞭然だ（図1-5）。

　そのうえ、皮膚にはたくさんの汗をだす分泌腺（汗腺）があるが、これはシートから小さな管が体内に向けて落ち込んでいったものである。いくらでっぱっても、いくら落ち込んでいっても、上皮層が切れ目なく連続していることはいうまでもない。この点はとくに留意していただきたい。

　いま、見てきたような凹凸は表皮に限らず、消化器官や呼吸器官の粘膜にもたくさんある。たとえばくちびる（口唇）の内側には唾液をだす小さな落ち込み、つまり小唾液腺がたくさんあるが、これは顕微鏡でやっとわかるほどの小さなものだ。この落ち込みがもっと大きくなって、肉眼でもわかるようになるケースがあり、口腔の領域では耳下腺とか顎下腺といった大唾液腺はその例である。

　こうした凹凸は胃や小腸といった消化管の壁にもたくさんあって、これらはそれぞれの働きを持った器官として機能している。だから決して平坦なシートあるいは単純な袋ではないということになる。

　いろいろな器官が生まれてくるということはブルーシートに複雑な凹凸を作ることにほかならず、いずれ第5章で見るからだ造りはこうした凹凸が主要なテーマとなってくる。しかし単純化することで理解が進むというわけで、もうしばらくはブルーシートやラグビーボールのようなものを想定しておいていただくのがよいだろう。

1-3 からだの中にあるもの

　これまでからだの外表面や内表面を覆って、からだの外に住む鬼と直接対峙する上皮組織について詳しく眺めてきた。それでは上皮が作る袋に包まれたからだの内部、つまり真の意味での"からだの中"、さらにいうと「あんこ」の部分には、どんな福がいるのだろうか？　本項では目をからだの内部に転じて、非上皮の世界に福と一緒に棲む細胞や組織と、それに関連するものを見ていくこととしよう。

1-3-1　からだの中には線維がいっぱい

　からだの中には骨や軟骨がある。骨や軟骨に付着して運動をもたらす骨格筋もある。また、動脈、静脈、毛細血管など、循環器系に含まれる器官群やその中を流れる血液も忘れてはならない。こうした器官の実態は追々見ていくこととして、まず注目すべきは、いろいろな器官や組織を特定の位置につなぎ止める、パッキング材に相当するものがもっとも大量に存在していることだ。そこで体内に居を据える第一の成分として、このパッキング材なるものを精査していこう。

　パッキング材の素材は膠原線維とよばれる線維で、主成分がコラーゲンだ。コラーゲンといえば、化粧品やサプリメント剤でお馴染みの物質で、人体に含まれる全タンパク質の約25％を占め、数あるタンパク質のうち、もっとも大量に存在しているといわれる。かくも大量にあるコラーゲンを生みだすのは、線維芽細胞との名が付いた細胞で、この細胞も非常にたくさんあることは容易に推定できるだろう。そのようなわけで、「あんこの成分」、すなわち非上皮細胞について語るとき、線維芽細胞とコラーゲンあるいはコラーゲン分子が作る線維、つまり

膠原線維がキーワードになってくる。

A 走査電子顕微鏡で見た皮下の膠原線維群

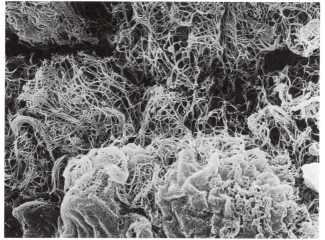

からだを造る線維（4800倍）

B 疎性結合組織を構成する非上皮細胞群と線維の略図

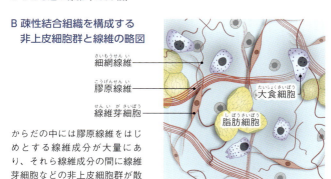

からだの中には膠原線維をはじめとする線維成分が大量にあり、それら線維成分の間に線維芽細胞などの非上皮細胞群が散在している

図1-6　からだの中の成分

①線維芽細胞と線維成分

　線維芽細胞というのは、枝分れした細かな突起を持つ細長い細胞で、からだの中なら何処にでも分布していて、非常にありふれた細胞である。体外へ取りだして実験用のシャーレの中で培養することも簡単で、時代をときめくiPS細胞も線維芽細胞に遺伝子を導入して作られている。線維芽細胞が合成するコラーゲンの分子は細胞の中で細かな糸くずのような線維になるが、これが細胞外に分泌されると相互に集積して膠原線維として完成する。いわば糸ができあがった状態である。膠原線維は引っぱる力には頑強に耐えるが、伸びるという物性がないため、あまり強い力で引っぱると断裂してしまう。

　線維芽細胞が作る線維にはもう１つ、弾性線維というものがある。これはエラスチンというねじれた線維状のタンパク質が集積してできた線維で、引っぱれば伸びるが力をゆるめるともとに戻るという、ゴムのような性質を持つものである。皮膚の緊張や大動脈等の太い血管がしめす弾性は、この線維の持つ物性によるところが大きい。

　線維芽細胞とそれから生まれてきた線維成分とが協働して構成する組織はいろいろな組織や細胞を結び付ける働きがある。そのため結合組織とよばれて、これが非上皮組織の代表的なものである。

　結合組織では線維の走行にも特色がある。たとえば、膠原線維の糸が長軸方向に集まって太い束になるなら、ロープのようなものができあがるはずだ。これが靱帯とか腱とよばれるものである。靱帯は関節を補強するし、腱は骨格筋を骨に結び付けるなど、いずれも運動器官では非常に重要な働きを営んでいる。腱の断裂（たとえばアキレス腱の断裂など）や靱帯の損傷（捻挫）は膠原線維が持つ引っぱっても伸びない、だから無理に伸ばすと切れる、という物性により発生する外傷である。

もし膠原線維の糸が直交する方向に織り込まれると、布と同じように広がりを持つ二次元的なシートができるだろう。これが肝臓や腎臓などの内臓を外からすっぽりと包む被膜、あるいは骨や筋肉を包む骨膜、筋膜というものになる。このように靱帯や腱、骨膜や筋膜など、膠原線維が稠密（ちゅうみつ）に集積してできた組織は密性結合組織とよばれ、次に述べる疎性結合組織の対極に置かれる。

　膠原線維が糸くずのように特別な方向性を持たないまま雑多に集積することもある。こうしたものは疎性結合組織といって、細胞や組織を結び付けるパッキング材として、内臓や血管の周囲などに広く分布している。疎性結合組織はパッキング材ではあるが、生みの親である線維芽細胞をはじめ、体内を遊走して回るいろいろな細胞に生活の場を提供する、という重要な働きを持っている。

②結合組織の特性——上皮となにが違うのか？

　真の体内にある細胞群は上皮とは異なるとの考えより、非上皮組織と総称しているが、そこに含まれる代表的なものがこれまで紹介してきた結合組織である。

　結合組織では細胞とそれが生みだした線維成分が主要な素材で、分散する細胞の間を埋めるように線維成分が分布していることが最大の特徴である。

　細胞間結合装置を持って細胞どうしを密着させ、広がりのあるシートを作る上皮組織では、二次元的なシートから三次元的に複雑に入り組んだものまで、多彩な形状を作ることができる。それに対して、結合組織では上皮が作る形状を裏打ちするとともに、その形状の維持や安定を図ることに特徴があり、この点に決定的な差異がある。

　専門的には細胞と細胞との間を埋める領域を間質というが、

膠原線維は結合組織における間質の主要な成分で、ほかに弾性線維もあるし、特定の形状を見せない液状の成分もある。こうした間質を足場にして細胞が生息しているといえば非上皮組織のイメージが湧くであろう。それに対して上皮組織では、細胞が密着しているため、間質が非常に少ないことを特徴としてあげることもできる。

③肥満もからだの中で起きる──脂肪細胞

3層構造をなす皮膚の、表皮、真皮に続く第3層目は皮下組織といって、ここには線維芽細胞と近縁な脂肪細胞というのが生息している。生息地や類縁性からして、あんこの成分だということは了解していただけるだろう。元来、脂肪細胞の数は各個体で一定なのだが、体内に脂肪分が過剰になるとこの細胞の中に蓄積されるようになってくる。その結果、ため込んだ脂肪のおかげで個々の脂肪細胞はふくれあがり、皮下脂肪層が厚くなってくる。これが肥満の実態である。脂肪細胞は消化管をはじめとする内臓の周りにも分布しているため、皮下脂肪が厚くなってくると、同時に内臓の脂肪細胞も肥大するようになる。だから肥満とははち切れんばかりにあんこを詰め込んだ饅頭だということになる。

1-3-2　骨や軟骨は結合組織の変形物

これまで、真の意味でのからだの内部、つまりあんこの成分として、線維芽細胞と膠原線維ばかりを強調して解説してきたが、それはあまり正しくない。骨や軟骨、筋肉、心臓や血管、神経線維、腎臓や生殖器官など、ほかにもたくさんの器官があるので、こうしたものにも目を向けておかなければならない。中でも、骨や軟骨はパッキング材とはイメージが全くかけ離れ

ていて、堅固な物性を持つ組織なのだが、実はこうしたものも結合組織の変形物として考えることができる。

　線維芽細胞が膠原線維に加えてコンドロイチン硫酸という多糖体を分泌する場合がある。すると膠原線維は水飴のような成分に包まれて硬さを備えるようになる。こうしてできたものが軟骨、とくに硝子軟骨といって、鼻、肋骨の先端や喉頭を作る軟骨にその例を見ることができる。堅固さがあるので力を加えても容易には変形しないが、過剰な外力が加わると折れてしまうことがある。顔面に強烈なパンチを受けて鼻軟骨が骨折するといったできごとは、ときに耳にするものだ。顕微鏡で観察するために薄く切った標本で観察すると、硝子軟骨は不透明でくもりガラスのような印象を与えるため、この名前がある。

　線維芽細胞が膠原線維に加えて、弾性線維を分泌し、さらにコンドロイチン硫酸を放出すると、弾性軟骨が生まれてくる。これは力を加えると変形するが力を抜くともとの形状に戻るという性質、つまり弾性という物性を持つもので、成分である弾性線維により生みだされる特徴である。耳介の芯になっている耳介軟骨がその代表で、これは力を加えると曲がるが、力を抜くとピンともとの形に戻ってくる。

　膠原線維が密集した密性結合組織の中で、線維芽細胞が線維成分とともにコンドロイチン硫酸を分泌してくることもある。こうしてできるのが線維軟骨とよばれるものだ。左右の骨盤の骨がへその直下で、外陰部との間に触知できる恥骨結合という結合部は線維軟骨で結ばれている。

　軟骨を生みだす細胞として線維芽細胞について説明したが、軟骨を作る線維芽細胞はコンドロイチン硫酸を分泌するように分化しているので、厳密には軟骨芽細胞というのが適切である。しかし、挙動を見ていると線維芽細胞と軟骨芽細胞にはそんなに大きな違いはなく、いわば兄弟のような関係にあると考

えることができる。

　線維芽細胞が分泌した膠原線維の周囲にリン酸カルシウムが沈着することがある。すると間質はリン酸カルシウムの結晶で埋め尽くされるため、きわめて硬くなると同時に、その中に細胞自体が封じ込められて身動きできなくなってしまう。こうしてできあがったものが骨である。この場合の細胞成分は骨芽細胞とよばれるが、線維芽細胞の兄弟分であることは軟骨の場合に照らして首肯していただけるだろう。

　完成した骨も軟骨も膠原線維でできた骨膜あるいは軟骨膜で包まれているが、これらの膜の中に棲んでいる線維芽細胞が骨芽細胞とか軟骨芽細胞に変わっていくわけだ。

1-3-3　筋肉

　筋肉には、体肢や体幹の壁を動かすうえで活動する骨格筋と、心臓の拍動を生みだす心筋、内臓や血管の活動を担当する平滑筋の３者があるが、いずれも真の体内にあって重要な機能を営む要素としてあげることができる。中でも骨格筋はその名のとおり、骨に結合しているため、筋肉の収縮により関節を介した骨の動きが発生する。それにより、わたしたちは歩行やからだを動かすなど、自在な身体運動が可能になる。そのため、骨格筋と骨や関節はひとまとめにして、運動器官とよばれている。最近は運動器官群に起きる加齢変化による疾患をまとめてロコモティブ症候群などという言葉も使われるようになってきた。ロコモーションとはからだの移動を起こす運動を意味する言葉である。

　心臓の壁にある厚い筋肉は心筋とよばれるが、心筋は心臓を拍動させて血液を血管に送りだすうえで、きわめて重要なものである。この心筋を顕微鏡で拡大して観察すると、筋細胞の長

軸方向に直交する方向にたくさんの横縞模様が見えるので、横紋筋とよばれ、この特徴は骨格筋にも共通する。

　動脈や静脈といった血管の壁、あるいは消化管をはじめとする管状の器官の壁では、平滑筋という筋肉を持つことが特徴である。平滑筋の働きで管が絶えず収縮を繰り返すため、血液や食物といった内容物を先へ先へと送りだすことができる。骨格筋や心筋が明瞭な横紋構造を持つのに対して、このグループの筋は横紋構造がないため、つるつるした印象を与えるというのが「平滑」筋の名前の根拠になっている。

　平滑筋は骨格筋とは異なり、単独で体内に分布するというよりは、いろいろな器官の中に生息していて、それら器官の構成要素の一員として、器官の活動の一翼を担っているケースがほとんどである。

　筋肉を構成する筋細胞（非常に細長いという構造的特徴より筋線維の名前も持つ）には共通した特徴がある。それは筋細胞のひとつひとつに神経の線維が分布していて、神経からの指令によって収縮を起こすということである。逆にこの指令がこなければ筋肉は全く収縮を起こさない。

　筋肉の活動を促す神経線維は運動神経としてまとめられるが、中でも骨格筋の場合、脳から出発した運動神経が自分の意思により作動して、その運動神経に支配された骨格筋の収縮が起きる。このように自分の意思によって運動を起こすことができる筋を随意筋という。

　一方で、心筋や平滑筋は、自律神経といって、自分の意思あるいは意識とは無関係に活動する神経で支配されている。そのため、意思には随わない筋、つまり不随意筋とよんで、随意筋とは対照的な存在になっている。

　しかし心臓の場合、心筋細胞のひとつひとつに神経が届いているかといえば決してそうではない。心筋全体の規則的な拍動

を生みだすペースメーカーとなる筋細胞の集団があって、自律神経はこのペースメーカーに拍動を調節するための指令を送っている。ペースメーカーからは刺激伝導系という特殊な心筋線維があたかも神経線維のように伸びだして、これが個々の心筋細胞に信号を送っている。また実験的に動物の心臓から心筋線維を取りだして、栄養液の入ったシャーレの中で観察していると、単一の心筋細胞自身が一定のリズムで収縮を繰り返す能力も持っている。そのため、自律神経系や刺激伝導系は単一の心筋線維が持つ収縮能を統合して、1個の心臓全体がしめす調和のとれた動きに統合する働きがあると見ることができるだろう。

　平滑筋の場合にも必ずしも自律神経の線維がひとつひとつの平滑筋を支配するわけではなく、1本の神経線維からの指令にたくさんの平滑筋細胞が反応できるようなしくみを持っている。

　脳や末梢の神経系に異常が発生して、それゆえに筋肉に指令を送る機能が損なわれると、筋運動が停止するようになる。たとえば脳梗塞で半身の骨格筋がマヒするとか、全身の末梢神経が障害を受けることにより発生する筋萎縮症などはこうした例であり、随意筋であるがゆえに「意思」が作動してこなければ活動できないという宿命を持つ。

1-3-4　神経系も体内にあるようだが？

　神経系とは、脳と脊髄をまとめた中枢神経系とそれから伸びでて皮膚や骨格筋、あるいは内臓の諸器官に至る末梢神経系との2部分から構成されている。成体で見るとこれらのすべてが体内、つまり非上皮の層に位置していて、体表へむきだしになった神経などは存在しないことは自明である。だから、神経系

も非上皮の成分だと考えたくなる。

　ところが事実は全く異なもので、背中の表皮の成分となるべきものが非上皮の層に陥没して生まれてきたものだと聞けば、「まさか？」という反応が起きそうだ。しかし、事実はそのとおりで曲げようがない。

　この事実をなるほどと了解していただくためには、少し周辺事情を説明する必要がある。そのため、ここでは神経系が上皮の派生物だという最終の結論だけを申し上げるにとどめ、詳細は「3-2-1　外胚葉は中枢神経系を生みだす」「6-1　中枢神経系の生まれ方」に譲ることにしたい。

第2章
からだ造りの戦略

　第1章では、からだを造る細胞群が大きく上皮と非上皮との2者に区分され、それぞれの細胞や組織がしめす特性を見てきた。これからからだ造りが実行されるその本態を見ていくわけだが、その経過には多種のタンパク質がでてきて、それらがまるでオーケストラの一員でもあるかのように一糸乱れることなく作動している。その効果として、受精卵というたった1個の細胞から、次第に多種類の細胞からなる多細胞体制を組み上げて、複雑なからだを造り上げていくことになる。

　からだ造りのしくみの解明は現今の発生生物学では根本的な課題で、たくさんの遺伝子やその働きを調節するタンパク質、それにからだ造りを直接担当するタンパク質があげられ、その作用機構の解明に向けた研究が進められている。その結果、これまでは人知のおよばない造化の神のなせる業とされてきたからだ造りのしくみにも、近代科学のメスが入りはじめたということができる。

　こうしたタンパク質の作用機構やタンパク質の合成を制御する遺伝子の働き、さらにはからだ造りの各局面で作動される細胞のふるまい方を明らかにすることは、いわば造化の神が採用しているからだ造りの戦略をそのまま俎上に載せることにも通ずるものがある。しかし、神の営みの実態はかなり膨大であるばかりか、世界中の研究者によって日進月歩で発展している領域でもある。そこで詳細は発生生物学や分子細胞生物学の成書に譲ることにして、本章ではその概要だけを大まかに見ていくことにしたい。

2-1 からだ造りのしくみ

　からだ造りの作業を実行するにあたって、遺伝子やその指令によって合成されるタンパク質の働きが重要なことはいうまでもない。しかし、逆に遺伝子やタンパク質の作用が解明されればからだができてくるか？　といえば話はそんなに簡単でもない。ある１つの遺伝子がある適切な時期に、またある適切な場所で発現され、それによって新たなタンパク質が生まれ、機能するようになる。そのうえ、こうした個々の遺伝子発現が正確な時系列のもとで協働的に実行される必要がある。

　複雑なプロセスの全貌を解明するにはまだ時間がかかるだろう。というわけで、からだ造り問題のゴールはまだかなり先で、その奥に鎮座する神の御手もまだ遠くにあるといえよう。ここではからだ造りの一局面における遺伝子とタンパク質の作用、それにもとづく細胞のふるまい方を紹介しよう。

2-1-1 遺伝子とタンパク質の作用

　からだ造りとは、受精卵という１個の細胞が分裂に分裂を重ねながら、増大した細胞集団が次第にからだ全体の枠組みを作り、またいろいろな器官となって然るべき位置に定置して、全体で１つになった個体を発達させていくプロセスである。だから受精卵が持っている遺伝子の中にそのプログラムがあらかじめ設定されているのだろうが、人体構築の設計図がDNAの中にどのように組み立てられているかはまだ判然としてはいない。

　はっきりしていることは、遺伝子とはある特定のタンパク質を生みだすための設計図であるということだ。そこで、細胞Ⅰの中でａという遺伝子が作用してＡという新たなタンパク質が

作られてくると仮定して話をはじめよう（図2-1）。

からだ造りという観点から見ると、細胞が生みだすタンパク質Aは、

①細胞Ⅰが持つ別の遺伝子bに作用して、それを活性化させてタンパク質Bを生みださせる、あるいは逆に不活性化させる
②接着タンパク質や細胞骨格など、細胞Ⅰ自身の成分となって、自らの形状を変化させたり、遊走機能を高揚させる
③細胞の外に放出されてほかの細胞に影響を与える

の三様の働きを持っている。そこでこれらの効果をもう少し詳しく見ることにしよう。

①遺伝子を活性化させて新たなタンパク質を合成する例

ヒト細胞には2万3000個ほどの遺伝子があるというが、そのすべてがいっせいに活動しているわけではなく、多くは蓋で

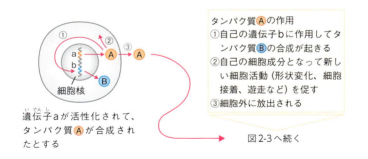

図2-1　細胞が合成したタンパク質の働き
細胞Ⅰの遺伝子aが活性化されてタンパク質Aが合成されたとする。Aは①〜③にしめす作用を営む

もかぶせられたかのように眠っているというのが実態である。そこで、その蓋をはがし取って目覚めさせるタンパク質があって、このような例に該当するのが転写因子というグループに属するタンパク質である。つまり、細胞Ｉが産生したタンパク質Ａが転写因子となって作用するというわけである。

　転写因子はDNA分子中のある特定の遺伝子部分に結合して、その部分の遺伝子情報をmRNAに転写する機能を活性化させて、それによりタンパク質合成を促進させる機能を営んでいる。それは眠っていた遺伝子を目覚めさせると言い換えてもよいだろう。この一方、転写因子がDNAに結合した結果、すでに実行していた転写活性をブロックして、タンパク質合成を抑制させてしまうケースもある。いわば、すでに目覚めていた遺伝子を眠らせてしまうというわけだ。そのため、DNAの持つ遺伝情報をmRNAに転写する活性をコントロールするという意味で、転写調節因子とよんだ方が適当である。転写因子の作用により細胞は異なる新たなタンパク質を合成するようになるので、１ランク分化したと見ることができる（図2-2）。

　ある１つの転写因子の作用で１個の遺伝子ばかりではなく、複数の遺伝子が同時に活性化されるというケースもある。そればかりか、こうして活性化された遺伝子が生みだすタンパク質の作用で、さらにいくつもの別の遺伝子が活性化されるといっ

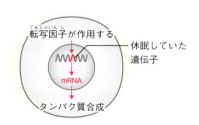

休眠していた遺伝子Wに転写因子が作用すると、その遺伝子は活性化されて、mRNAへの転写機能が高揚する。それにより、新しいタンパク質の合成も高揚する

図2-2　転写因子の作用

第 2 章 からだ造りの戦略

た具合に、たった 1 つの遺伝子の作用により、段階的にたくさんの効果が生みだされることも、からだ造りの過程ではよく見られる現象である。このように多段階効果を生みだす最初の入り口に相当する遺伝子はマスター遺伝子というよび方もされている（図 2-3）。

会社の社長をマスター遺伝子にたとえるなら、社長の活性化によって、その下にいた部長たちが活性化され、その結果、課

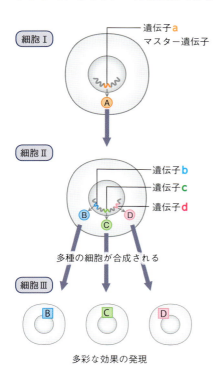

図 2-3 転写因子の段階を経た拡大効果

長、係長と下部の社員に向けて活性化が進み、ついには末端の一般社員が活性化され、それにより会社という組織が大きく動きだす、からだ造りでいえば腎臓とか膵臓といった器官が生まれてくると考えるとよいだろう。

②細胞自らの素材となるタンパク質の場合

　細胞Ⅰが活性化されてタンパク質合成機能が高揚して、自らの構成要素となるタンパク質の合成が進行することもある。それによって、あるタンパク質の作用として細胞の活動が活発になって、からだ造りが前進するというケースがある。その一例として上皮シートから中枢神経系のおおもとである神経管という管状構造が作られる経過について考えてみよう。いずれ詳しくご紹介するが（「3-2-1　外胚葉は中枢神経系を生みだす」参照）、中枢神経系は上皮細胞が筒状になって生まれてきた神経管という構造体から作られてくる。そのため上皮細胞のシートから神経管という管を生みだすことが神経系を作る第一歩であることがわかる。

　上皮細胞はE-カドヘリンという細胞間接着タンパク質を合成し、それを側方の細胞膜に配置させている。そのためE-カドヘリンを持つ細胞どうしは相互に結合されるものの、ほかの接着タンパク質を持つ細胞とは結合しないため、E-カドヘリンを持つ細胞どうしが連結して、上皮組織に固有のシート状構造を作っている。

　ところが上皮細胞シートの一部の細胞がE-カドヘリンではなくN-カドヘリンというタンパク質を合成するようになることがある。すると、N-カドヘリンを持つ細胞どうしは結合する一方で、E-カドヘリンを持つ細胞との結合はできなくなる。その結果、N-カドヘリンを持つ細胞だけが相互に連結して管状構造を作り、これがE-カドヘリンで連結された細胞シート

から遊離するようになる。このようなしくみにより、上皮細胞群がN-カドヘリンを持つようになることが、中枢神経系の複雑な形態形成に進む第一歩だということになる（図2-4）。

　ここでは神経管の形成を単純化して、接着分子の変換のみで説明したが、実際には細胞骨格タンパク質の作用により、細胞局所において収縮する現象も一役買っているに違いない。細胞骨格となるタンパク質には、細胞の形状が変化することに加えて、細胞の遊走能が高まるようになることもよく知られた事象である。からだ造りにあっては上皮細胞や非上皮細胞の活性、あるいは両者の相互移行がとくに問題になるが、こうした細胞の配列や形状の変化にあたって、関係するタンパク質の作用が大きなカギを握っている。

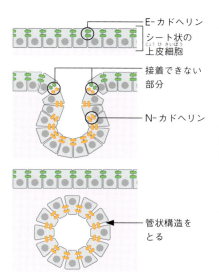

図2-4　接着タンパク質の変換による上皮シートから管状構造の形成

③細胞外に分泌されたタンパク質のふるまい

　細胞Ⅰから外に向けて分泌されたタンパク質Aが、近隣の細胞Ⅲに作用してタンパク質やDNAの合成を促し、その結果、細胞の活性を高揚させたり細胞増殖が起きるようになるといったケースもある。この場合、Aに曝露されたすべての細胞が応答するわけではなく、Aに対する受容体を持ったものだけが反応して、受容体を持たない細胞Ⅱは全く素知らぬ顔をしている、といった関係があることはとくに重要である（図2-5）。

　こうした受容体を介してほかの細胞に情報を送るしくみは、一般にシグナル伝達とよばれているが、これはからだ造りの過程ばかりではなく、成体でもホルモンなどとして、広く作用される方式である。しかし、ホルモンの場合は血流に乗って遠隔地にある効果器官に作用を与えるのに対して、ここで例示したタンパク質Aのように、からだ造りで作用する多くのタンパク質は、ごく近隣の細胞に浸潤していって効果を与えることが多く、この点ではホルモンとははっきりした差異がある。

　からだ造りにあたってはシグナル伝達により別の細胞に作用して増殖を促進させる効果を持つ場合が非常に多くあり、こうしたタンパク質は増殖因子とよばれている。からだ造りの過程で作用する主要な増殖因子は線維芽細胞増殖因子（FGF）、ヘッジホッグタンパク質（Shh）、Wntタンパク質、TGF-βスーパーファミリーといった４群にまとめられている。いずれのグループもその中に多種のタンパク質が含められていて、増殖因子の数は非常に多くなる。増殖因子のいくつかについては関係する部分でその活躍の様子を紹介したい。

　ここで増殖因子Aの増殖を誘導させる効果が、受容体を持つ細胞Ⅲには作用するが、受容体を持たない細胞Ⅱには無効であるということは、特定の細胞だけが増殖して、ほかの細胞群は増殖しないということを意味している。からだ造りにあって

は、ある刺激作用が細胞ごとに選択的に受容されていることがとくに重要な機作になる。

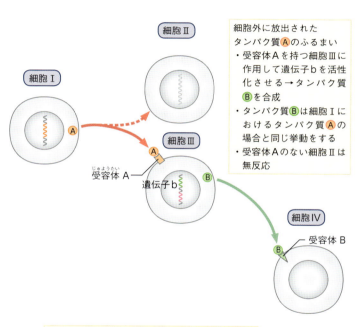

タンパク質Aは受容体Aを持たない細胞Ⅱにはなんの効果も与えない。ところが受容体Aを持つ細胞Ⅲに対しては、タンパク質Aと受容体Aの複合体の形成により、遺伝子の活性が亢進してタンパク質合成を進行させたり、DNAの合成が進んで細胞の増殖が起きるなど、大きな効果を与える

図2-5　細胞外に放出されたタンパク質Aのふるまい

2-1-2 発生における位置情報理論

　ある細胞集団の中にあって、X細胞が周囲に向けてタンパク質Aを放出しているとしよう。タンパク質AはX細胞を離れて周囲の細胞に拡散していくが、X細胞の近くでは濃度が高い一方で、遠く離れるに従って濃度が次第に低くなることは容易に想像できるだろう。

　Aに曝された細胞群のうち、Aの濃度が100〜60％の高濃度なら甲という反応を、60〜30％の中濃度なら乙、30〜0％の低濃度なら丙という反応を起こすと仮定しよう。すると細胞は棲んでいる位置に応じて、甲（たとえば大きな反応）、乙（わずかな反応）、丙（無反応）といった三様の異なる応答をすることに首肯できるはずだ。つまり細胞はタンパク質Aに対して棲んでいる位置に応じて異なる反応性（これを位置価という）をしめすわけだ。

　この例のように、濃度に応じて形態形成の異なる効果を生みださせる物質はモルフォゲンとよばれて、形態形成を誘発させる大きな能力を発揮するものと考えられている。モルフォゲンに対して細胞群がすまいの位置に応じた応答をするとの考え方は位置情報理論といわれ、からだ造りのいろいろ重要な局面で作動するしくみだと考えられている（図2-6）。

　この理論の提唱者であるL・ウォルパート（南アフリカ出身、イギリスで活躍する発生生物学者）は甲、乙、丙でしめした細胞のふるまいを青、白、赤の3色からなるフランスの国旗にたとえて説明をしている。

第2章 からだ造りの戦略

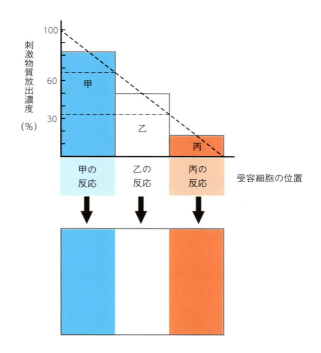

細胞から放出される刺激物質は拡散する距離に応じて段階的に濃度が低減されてくる。もし高濃度の刺激物質に曝されると受容細胞は甲反応を、中濃度なら乙反応を、低濃度なら丙反応をするとするなら、受容細胞の棲む位置に応じて、同一の刺激物質に対して三様の反応をしめすことになる
これは細胞にある刺激が加えられたとき、細胞は自らの棲む位置に対応した情報を獲得するようになると見ることができる。細胞は立ち位置に応じて情報を受け取り、それにより青、白、赤のフランス国旗にも相当する反応をしめす

図2-6 発生における位置情報理論

2-1-3　からだの座標軸

　自然界に生きる多くの動物には目や口のある頭部と、その反対側で肛門や尾がある尾部を区別できるだろう。これは生き物のからだには頭尾方向（四足動物では前後方向ということもできる）の軸があることを意味している。こうして考えると、背中と腹の軸、あるいは頭尾にわたる正中軸から左右の側方へ向けて次第に離れていく左右軸というものもあることに気づくだろう。このように設定される3方向の軸は、立体図をしめす座標におけるx、y、z軸と同じように考えることができる。からだが持つ頭尾、背腹、左右の3方向の軸を決めて、次いでこれを発展させることはからだ造りを展開するうえでの基本的な戦略だということになる。

　遺伝学の研究はショウジョウバエを使って進められてきたという、永い歴史がある。ショウジョウバエは果物の食べかすなどにどこからともなくやってくる小型のハエで、その卵の段階からx、y、z軸を決めて成体の形態に向けて発達させてくる経過や、各体節を特徴付ける遺伝子についても、いろいろな変異体（つまり奇形体）を使って詳細に調べられてきた。とくに頭尾方向の体軸を決定するしくみについては、卵、胚、成体の3段階にわたって展開される経過と、それに作用する遺伝子の働きが詳しく調査されているので、ここでその様子を簡単に紹介しておこう。ショウジョウバエのからだ造りのしくみが昆虫ばかりではなく、わたしたちヒトを含むあらゆる脊椎動物にまで敷衍できる、もっとも基本的なからだ造りの戦略になっているからだ。

　ショウジョウバエの受精卵には、ある転写因子が一極にまとまって存在するという事実がある（図2-7A）。そのため、一方から他方に向けた濃度勾配が生まれていて、その効果による位

第 2 章 からだ造りの戦略

A 受精卵

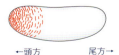

受精卵はできあがった当初からある転写因子の濃度勾配を持っている

B 胚の分節化

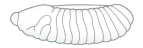

その効果により、胚には14本の縞模様が生まれてくる

C *Hom-C* 遺伝子

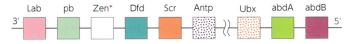

この段階で作用する *Hom-C* 遺伝子群
＊3番目のZenは発現していない

D 各体節の個別化

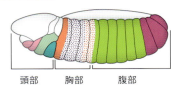

Hom-C 遺伝子群の作用により、胚の体節の個々に特徴付けられる

E 成体

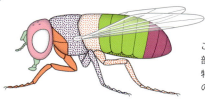

この特徴を発展させて頭部、胸部、腹部の体節に特有の構造を備えた成体のからだが生まれてくる

図 2-7　ショウジョウバエの頭尾方向を特徴付ける *Hom-C* 遺伝子

置情報は局所ごとに位置価を与えて、一方が前（頭方）、他方が後ろ（尾方）となるように体軸の方向が規定されるようになる。つまりショウジョウバエの卵では、卵ができた段階から頭尾の極性を持っているというわけだ。

こうした転写因子の濃度勾配をもとに次の段階で作用する遺伝子群の働きにより、胚には分節構造に相当する14本の縞模様が生まれるようになる（図2-7B）。第3の段階では、Hom-Cとよばれる遺伝子複合体の中の8個の遺伝子（図2-7C）の作用で、個々の体節に特有の個性が付与されるようになる（図2-7D）。この遺伝子はマスター遺伝子として働くもので、最前方部3個の体節からは頭部が、次の3個からなる胸部の体節は、それぞれ前脚を持つ体節、中脚と翅を持つ体節、後脚と平均棍とよばれる構造を持つ体節へと特徴付けられるようになる。同様に腹部の8体節もそれぞれに個性が付けられてくる（図2-7E）。こうしてショウジョウバエのからだができあがってくるというわけだ。

Hom-C遺伝子群はショウジョウバエの細胞にある4本の染色体のうち、3番染色体の上にあって、頭部から最尾部の各体節に特徴付けをおこなう各遺伝子が成体の頭尾軸と同じ順番に並んでいることがきわめて興味深いことである。そのため、この順序が狂った変異体では、頭部で触角をだすべき体節から脚がでてくるなど、体節自体の特徴が大きく変異するようになる。このように体節の特徴が丸ごと変更する現象はホメオーシス（homeosis）とよばれていたため、ホメオーシスを起こす遺伝子群にはホメオティック遺伝子群の名称があてがわれて、ここで見てきた遺伝子はホメオティック遺伝子複合体（complex）という意味でHom-C遺伝子とよばれている。

ところがさらに興味深いことに、ヒトを含む哺乳類にもHom-Cと相同な遺伝子群が4群（それぞれをマウスではHox

A 受精卵

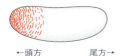

受精卵はできあがった当初からある転写因子の濃度勾配を持っている

B 胚の分節化

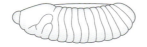

その効果により、胚には14本の縞模様が生まれてくる

C *Hom-C* 遺伝子

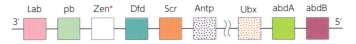

この段階で作用する *Hom-C* 遺伝子群
＊3番目のZenは発現していない

D 各体節の個別化

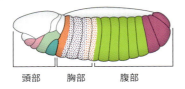

Hom-C 遺伝子群の作用により、胚の体節の個々に特徴付けられる

E 成体

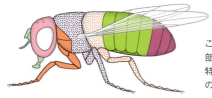

この特徴を発展させて頭部、胸部、腹部の体節に特有の構造を備えた成体のからだが生まれてくる

**ショウジョウバエの頭尾方向を特徴付ける *Hom-C* 遺伝子
(図2-7より再掲)**

$-A \sim D$ と頭文字以外は小文字で、ヒトでは $HOX\text{-}A \sim D$ と全文字が大文字で表記されている)になって、それぞれが染色体の上に並んでいて、からだの頭方から尾方に至るまでの各領域を特徴付ける働きをしていることが明らかになってきた(図2-8)。生物進化の過程で、遺伝子群も重複されて数を増やしながらも、からだの基本的なパターン作りがショウジョウバエのような昆虫からわたしたちヒトに至るまで、共通する論法で受け継がれていることを意味しているといえるだろう。

　ヒトにおける $HOX\text{-}A \sim D$ の働きについては脳の分節構造の項(「6-1-3 頭尾方向の部域化をもたらすもの」)でさらに詳しく紹介する。

　これまで、からだを薄皮饅頭とかラグビーボールのようなものにたとえて説明してきたが、実際のからだでは左右は対称形をしているものの、前後や背腹は非対称で、その違いは一目見ただけで瞭然である。このようなからだが持つ基本的な枠組みはボディプランとよばれていて、からだ造りの設計図ではもっとも最初に作図がおこなわれる部分である。基本的なものほど進化の途中での変動が少なく厳格に保存されていることが面白いところである。

　なお、背腹軸や左右軸を決定する要因についても、ショウジョウバエばかりではなく、ニワトリやマウスなどの脊椎動物についても詳しく研究が進められている。

第 2 章 からだ造りの戦略

A ショウジョウバエの *Hom-C* 遺伝子群

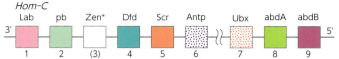

ショウジョウバエの *Hom-C* を構成する各遺伝子を色分けしてしめした
Hom-C 遺伝子群は 1〜6 番と命名された 5 個（第 3 番は発現していない）、
および 7〜9 番の 3 個の遺伝子が 2 群になって染色体上に並んでいる
各遺伝子はそれぞれに固有の名前が付いているが、ここでは背番号でしめした。図の左側から右に向けて並ぶ遺伝子がその順で、胚の頭方から尾方に向けた各体節を特徴付けるように作動する

B マウスの *Hox* 遺伝子群

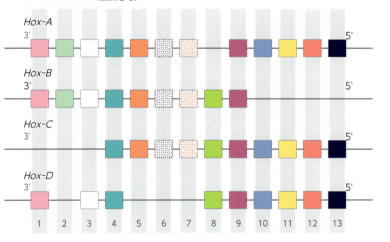

マウスでは *Hom-C* 遺伝子群と相同な遺伝子群が *Hox-A〜D* の 4 群になって、染色体上に組み込まれている。これらの遺伝子の作用によって、からだの頭部から尾部に至るまでの各部域の個性化がおこなわれている

図 2-8　ショウジョウバエの *Hom-C* 遺伝子群とマウスの *Hox-A〜D* 遺伝子

2-1-4 死んでからだ造りに貢献する細胞

からだ造りにあっては、細胞がどんどん増殖して数を増していく作業が基本であることはいうまでもない。ところが、からだ造りの局所を見ていると、どんどん増殖する細胞群と隣り合わせに、静かに自らの命を絶っていく、そんな悲劇の主のような細胞もある。こうした細胞は、死んでいくことによって、全身的なからだ造りの発展のために貢献している。そのためなんともけなげな細胞社会の摂理だというべきであろう。このような自己犠牲的な細胞の死に方はアポトーシスとよばれている。アポトーシスはからだ造りのいろいろな局面で見ることができる。

その一例としてあげられるのが、オタマジャクシがカエルに変態するにあたって、尾の細胞がどんどん死んでいく現象である（図2-9）。だから次第に尾が消えてカエルになってくるというわけだ。もう一例は、わたしたちの手や足に生えている5本の指が作られるときだ。生まれつつある上肢、下肢ではその先が丸く、いわば野球で捕手が使用するキャッチャーミットのようになっている。ところが次の段階では指と指の間の組織が死んでいくので、生き残った組織が指として発達してくる。ここでも細胞が死して全体の形作りに貢献していることがわかるだろう。ところが水鳥の場合には指間の組織が部分的に残存し

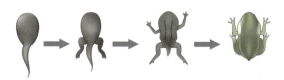

図2-9　アポトーシスでオタマジャクシの尾が消える

て水かきとなって活躍している。

　このように、発生のある段階までくると細胞が死滅する現象はプログラムされた細胞死として知られていたが、それ以上深く追究されることもないままに放置されていた。ところが1972年にオーストラリアのカー（J・F・R Kerr）が留学先のイギリスで、細胞の死に方にはネクローシスとアポトーシスの二様があることに気づいて以来、アポトーシスについてにわかに関心が高まり、多くの研究が進められるようになってきた。

　アポトーシスが起きるメカニズムとして細胞自体が持つDNA分解酵素がなんらかの機序により活性化されて、その結果、DNAがぶつ切りになって死にいくことが明らかにされている。いうなれば「細胞の自殺」である。細胞社会にあっては、個々の細胞の役割が規定されていて、全体の目的に適合しなくなった細胞が自ら死の道を選ぶことにより、個体全体としてのからだ造りが展開されていると見ることができる。

　もう一方の細胞の死に方であるネクローシス（壊死ともいう）は他殺、あるいは事故死に相当するものである。細胞に細菌の毒素などが作用すると細胞膜が破壊されて、細胞内に大量の水が浸入し、それにより細胞が破裂してしまうという死に方である。ネクローシスでは破裂した細胞の残骸に向けて白血球が集積してきて、炎症という反応を起こして、その処理にあたるという特徴もある。からだ造りでネクローシスが積極的に関与する事例は見あたらない。

2-2 上皮と間葉の相互作用がからだを造る

からだの中にあるいろいろな器官が生まれてくる実態については、それぞれの器官の項で詳しく述べるとして、多くの場合に共通するルールがあるので、そのことをここで概括的に紹介したい。そのルールとは一般に上皮・間葉相互作用とよばれているが、薄皮饅頭の薄皮とあんこが局所で相互に影響をおよぼしながら特有の形状を生みだすしくみだといえばわかりやすいだろう。

2-2-1 器官作りの本態は上皮・間葉の相互作用

①間葉とは？

上皮細胞が相互に密着してシート状に並ぶのに対して、非上皮の細胞群はほかの細胞と結合することもなく個々バラバラに散らばっていて、間質の線維や液状物に浮かんでいることは第1章で見てきたとおりである。そのため、非上皮細胞はからだの中を自由に動き回ることができるという特性（これを遊走性という）も持っていて、この点が定着して位置を変えることができない上皮細胞との本質的な違いである。

からだがいままさに造られているその過程を見ていくと、非上皮の領域に棲む細胞は、のちに紹介する中胚葉というからだ造りの3要素のうちの1つの成分と、これも後に問題になる神経堤細胞という神経細胞の弟分のような細胞に由来するものとの、2者が入り交じって生まれてきたものである。そのため、この細胞群を中胚葉とよぶだけでは不足があるので、間葉組織と総称している。上皮の間を埋める組織という意味である。そのため、発生の進行にともない、間葉の細胞群から骨、軟骨、筋肉、血管、血球など、先に非上皮の成分としてあげたいろいろ

な器官が生まれてくると見ることができる。

そのようなわけで、からだ造りの早い段階を考えるにあたっては、非上皮という用語よりも間葉組織という用語で説明しておいた方が適切なので、これからは「あんこの成分」を間葉組織と置き換えて説明を進めていくことにする。

②上皮と間葉の相互作用

間葉組織はいくつもの大きな働きを営んでいる。その第1は上皮に働きかけて上皮細胞に増殖を促すと同時に、凸や凹といった形状を生みださせる働きであり、第2は自らを変貌させて、先に見たように骨や軟骨、筋肉、あるいは血管など、いろいろな器官を生みだす働きである。こうした変幻自在な特性より、間葉組織はからだ造りのもっとも機動的な役柄を持って活動する要素だということができる。そのため、上皮と間葉との相互作用がからだのいろいろな器官を生みだすといっても、決して過言ではないのだ。

その一方で、上皮細胞群は基底膜（「1-2-2 シートの土台になるもの──基底膜」参照）という薄い層を間にはさんで、その奥で生活する間葉組織と常に対峙している。というよりは間葉による下支えがなければ上皮は生き続けることができないという事実がある。

また仮にからだに傷が付いて間葉組織が外界に直接むきだしになる局面があったとする。するとその表面に上皮細胞を増殖させて、新たに生まれた上皮に覆われることにより、安定状態が確保されるようになる。間葉はあくまでも「間」にある存在で、体表へ露出することを極度に嫌うというわけだ。こうした関係より、上皮は間葉に支えられつつ間葉を保護し、間葉は上皮に刺激を与えて発展させるという互恵関係を持つと見ることができる。

先に上皮細胞層にはたくさんの凹凸があることを述べたが、凹にしても凸にしても、局所の上皮がその直下の間葉組織にある働きかけをおこない、その刺激を受けた間葉組織が今度は上皮に働きかけをおこなう（図2-10）。これの繰り返しによって、あるところでは凸が発達して耳たぶになるとか、もっと極端な例では手や足といった巨大な突出物も生まれてくる。凹も同様で、上皮層に上皮から非上皮への働きかけ、あるいはその逆の作用により、くぼみが生まれ、そのくぼみが大きく発展して、肺や肝臓、膵臓といった多彩な器官が生まれてくる。それ

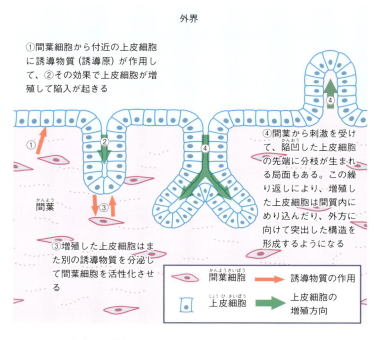

図 2-10　上皮・間葉相互作用による器官形成のしくみ

ばかりか、神経系も背部正中の上皮層に生まれた、巨大なクレーターのような陥没からはじまったものである。

次第に複雑な人体の形状を形作るにあたって、上皮と間葉組織が営む相互作用が重要な要因になっていることが推測されるであろう。事実、上皮・間葉相互作用は生き物のいろいろな器官を作るうえで根幹になる営みであるため、現代の発生生物学では、その分子機構についての研究が広範に展開されている。その結果、器官造りにかかわるいくつもの遺伝子やその産物としてのタンパク質があげられ、こうした多種のタンパク質の連鎖的な作用によって、からだ中のいろいろな器官が生まれてくるしくみが解き明かされつつある。

2-2-2 間葉の上皮化、上皮の間葉化

①隊列を整え大移動する間葉組織

成体にあっては、いったん非上皮細胞として生まれてきたものはそのまま非上皮組織の中で生き続けるばかりで、これらが上皮細胞に転換する例というものは見ることができない。また逆に、上皮が非上皮に転換することもあり得ないことである。

あえてそれがあるとすれば、ガン化した細胞が転移をするときである。ガン細胞は隣接する細胞との結合を解除して、その場を離れ、非上皮組織の間を移動して回るように生活態度を変換させるわけだ。遊走したガン細胞は、血管やリンパ管の中に入ってさらに遠隔地まで運ばれて、そこに棲みつくようになる。これがガンの転移である。ガンが恐れられるのはこうして遠隔地に転移をして、次第に全身をむしばんでいくからである。ガン細胞は上皮、非上皮の見境がなくなっているから悪性化した細胞だということになる。

しかし、発生の途上で大きな形態形成運動が進行する営みに

あっては、間葉細胞群が局所的にまとまって上皮細胞に変換して（間葉組織の上皮化、図2-11）、袋状の構造を作るようになり、この袋が大きく発達して器官を形成する、という局面は随所に見られる。血管や腎臓はこのしくみによって作られてくる。

ところがいったん上皮化したのも束の間、この袋がはじけるようにして、再び個々バラバラの非上皮細胞に変わっていっせいに大移動をはじめるといったケースを目にすることも多い。その顕著なものは体節の形成とそれからの分化である（「3-2-2 中胚葉の変化」参照）。

上皮化して袋を作った細胞群は、細胞膜に接着タンパク質を集積させて隊列を整えて、そこで意思統一したうえで、接着タンパク質を解除させて、次の形態形成運動に協働して邁進する。そのすがたは、ことのほか興味深いものがある。

野球など、チームでプレーするスポーツでは、攻守が入れ替わる際に選手が円陣を組んで気合を入れることがよくおこなわれるが、間葉細胞群もこれによく似た営みを、まるで儀式のようにおこなっている。どうやら、こうした間葉細胞のふるまいはからだ造りの根幹をなす儀式で、器官形成の本質的な営みといってもよさそうだ。その実態はそれぞれの器官の形成の項で追って紹介する。

②上皮細胞の間葉化

間葉組織の上皮化とは逆に、上皮細胞が間葉化する局面もあげておこう。発生の非常に早い段階で、もともと、薄皮の成分、つまり上皮細胞として立派なシートを作っていた細胞の一部が、突然、相互の結合を解除して、バラバラになって遊走をはじめ、中胚葉の成分に混じり込んでいくという事実もある。これは細胞レベルで見るならば上皮細胞の間葉組織化というこ

第 2 章 からだ造りの戦略

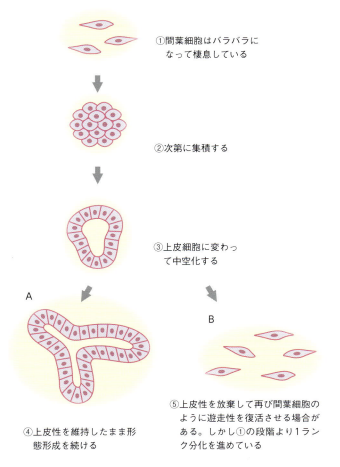

図 2-11　間葉組織の上皮化

間葉組織が大きな形態形成運動を起こすとき、いったん、上皮細胞に変換することが特徴である

とができる。

　その顕著な例として神経堤細胞のふるまいがあげられる。神経堤細胞の詳細は「3-2-1　外胚葉は中枢神経系を生みだす」で見るが、将来はからだの背部になるべき上皮組織から中枢神経系となる神経管が生まれてくるという事象がある。このとき、神経組織になる細胞に隣接して神経堤細胞という一群の細胞も出現してきて、これがバラバラと非上皮層にこぼれ落ちて、もともと中胚葉に由来する細胞群と一緒になって活動する。これは上皮の非上皮化の顕著な例といえるだろう。

　なお、蛇足ながら、医学系では間葉とよんでいるものを生物学の畑では間充織とよぶことが多い。両者は全く同義に考えてさしつかえないのだが、学術用語を統一しようとの気運はない。

第3章
からだ造りの手順

　これまで、上皮と間葉という観点から、からだの枠組みを概説的に見てきた。しかし正直にいって、これではあまりにも単純化しすぎてからだの精緻な構造とはかけ離れている。そこで、これからは1個の受精卵が次第に形を整えてからだを造り上げていく手順、それも受精後8週目までのわずか2ヵ月の間に起きるドラマチックな変化を見ていくことにする。

　なぜ8週目までなのか？　それは約10ヵ月の妊娠期間のうち、はじめのわずか8週の間にからだの外景ばかりか、ほとんどの器官の原型を確立させ、CRL（17ページ「身長の測り方―頂殿長（CRL）」参照）が3cmほどの小さなヒトのからだができあがり、残りの8ヵ月足らずはからだの全体を大きくさせる経過にすぎないからである。そのため、8週末までを胚子期、9週から出生までの約30週間を胎児期と大きく2区分して考えることが多い。

　いま、ここで9週以降の胎児期はただ図体を大きくさせるだけといったが、これはやや乱暴な言い方で、胎児期にも器官の細部にわたって構造を発達させ、正常な機能の発現に向かってからだ造りを進行させている。しかし、あらゆる器官の原型が形成されるのは最初期のわずか8週間という短い胚子期においてであることは確かなので、胚子期におけるからだ造りの実態をのぞいてみようというわけだ。

3-1 からだ造りと3枚重ねの円盤

受精から3週目までの短い期間に、受精卵というたった1個の細胞から外胚葉、中胚葉、内胚葉の名を持つ3種の胚葉が重ね合わさった三層性胚盤という円盤状の構造ができてくる。外胚葉、中胚葉、内胚葉の3層こそがからだのすべてのパーツを生みだすもとである。本章では三層性胚盤ができてくるまでの経過を週ごとに見ていくことにする。

②受精:卵管膨大部で精子と出会い、その1個が卵細胞に進入すると、減数分裂を完了させて卵子と極体の2つになる

③核融合と最初の分裂:卵子の核と精子の核とが融合して受精卵として完成し、直ちに細胞分裂をおこないながら卵管を下降する

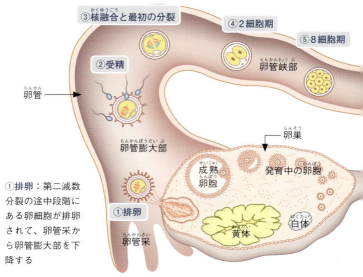

①排卵:第二減数分裂の途中段階にある卵細胞が排卵されて、卵管采から卵管膨大部を下降する

図3-1 受精から着床まで(受精後1週目までに起きる変化)

3-1-1 受精後1週目までに見られる現象

　女性の骨盤内臓器の1つに卵管という管がある。これは子宮の側壁から、あたかも牛の角のように左右に向けて伸びでた、外径が概ね5mmほど、長さが約10cmの管で、卵管采とよばれる先端部分が大きく口を開いて、卵巣に覆いかぶさっている。そのため、卵管采は卵巣から排卵された卵細胞を、ほぼ確実にキャッチすることができる。

⑥桑実胚〜⑦胞胚（胚盤胞）：4日目にはさらに細胞数が増加して桑の実のような状態に見える桑実胚を経て、5日目には胞胚（胚盤胞）という段階までに成長する

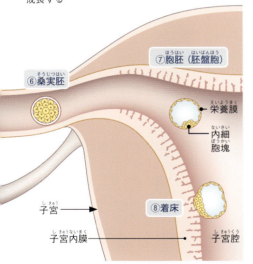

⑧着床：6日目頃に子宮内膜に着床する。胞胚では将来胎児のからだになる内細胞塊と、それをすっぽりと包み込んだ栄養膜が区別される。栄養膜は子宮の組織と協働して胎盤を作る細胞群と胎児を包む被膜とになる

卵巣から排卵された卵細胞は卵管の中を下降し、12〜24時間内に精子との合体（受精）が起き、受精卵となる。受精卵は卵割を続けながら、卵管を子宮に向けて下降して4〜5日目には胞胚の状態にまで発達する。胞胚は6日目頃に子宮内膜に着床して、妊娠が成立する

キャッチされた卵細胞（卵子）は卵管の中を下っていくが、このとき、もし腟、子宮の方から精子がやってくると、この卵管の中で精子と卵子との合体、つまり受精が起きる。精子も卵子も一般の細胞の半量のDNAを持っているので、受精の結果、通常の細胞と同量のDNAを持った受精卵という１つの細胞が生まれ、これがからだ造りの出発点ということになる。

　受精卵は0.1mmほどの大きさで、人体最大の細胞といわれる。とはいっても、仮に手のひらにのせてじっと凝視しても、目のいい人なら肉眼でやっとその存在がわかるかどうかといったサイズにすぎない。

　受精卵は直ちに分裂を開始しながら卵管を下降して、子宮の内腔に向かっていく。しかし受精卵の場合、一般の細胞とは異なって、分裂にあたっては、細胞がそのままくびれて２個に、さらに４個に、８個にと数を増していくものの、生まれてきた細胞のサイズが半減していくばかりで、全体が大きくなることはないのである。そのため受精卵では分裂という用語の代わりに、割れて半分の大きさになることを強調して、卵割という言葉が用いられている。

　こうして３～４日目には16個ほどの細胞の集団になるが、この集団が桑の実のような形状をしていることより、桑実胚とよばれる。次いで桑実胚の細胞間に隙間が生まれてきて、この隙間が次第に拡大するようになり、やがては大きな空胞（胞胚腔の名前が付いている）を入れた袋（胞胚）にまで発達して、受精後６日目頃には子宮内膜に着床することになる（図3-1）。着床によって妊娠がスタートする。

3-1-2 袋の中に袋ができる──羊膜腔と卵黄嚢

　子宮の壁に着床する時期の胞胚では、栄養膜という細胞群が袋のようになって、その一側に偏在する内細胞塊という8個ほどからなる細胞集団と、胞胚腔という顕微鏡下には大きな空所との両者を取り囲んだ状態になっている（図3-2）。

A 着床直前の胞胚　受精後4〜5日目

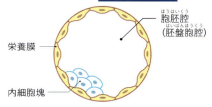

栄養膜で包まれた内部に内細胞塊という8個ほどの細胞と内腔（胞胚腔または胚盤胞腔）を入れている。栄養膜は後に胎盤と胎児を包む被膜になり、内細胞塊の細胞が胚子のからだを造る

B 胞胚の子宮内膜への着床　受精後6日目ころ

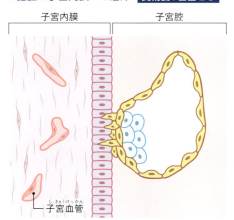

胞胚が子宮内膜に接触すると栄養膜の細胞が増殖しながら内膜の中に進入して母体組織との結合を堅固にする

図3-2　着床期の胞胚と子宮内膜への着床

このうち、将来、胚子となって発達するのは内細胞塊の方であり、栄養膜は母体の組織とともに、胎盤や胎児を包む被膜を作っていくものである。

　着床により栄養膜の細胞が子宮内膜に接触するようになると、母体から多量の栄養分が入ってくる。そのため、急速に細胞の分裂・増殖が進行して、胞胚も大型化してくるとともに、胞胚の子宮内膜への進入がさらに顕著になり、受精後13日目頃には、子宮内膜の中にすっぽりと埋め込まれた状態になる。

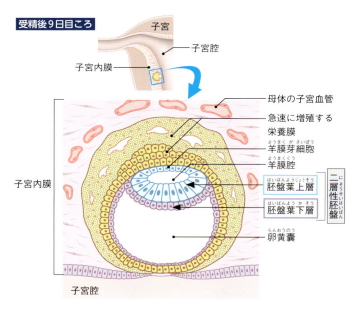

図3-3　内細胞塊から羊膜腔と卵黄嚢が生まれてくる

受精後9日目頃の胞胚の断面図。着床にともない、胞胚の内細胞塊の細胞群は上皮化して羊膜腔と卵黄嚢という2つの袋を作るようになる。2つの袋の接触面に胚盤葉上層と胚盤葉下層の2層からなる二層性胚盤が生まれてくる。栄養膜の方は母体側の組織と協働して胎盤や胎児を包む被膜の組織に向けて発達していく

そのため、それ以降の発生は子宮内膜の中で起きることに留意いただきたい。内細胞塊の細胞集塊の中に上皮の性格を持つ細胞が分化してきて、小さな袋を作るようになる。この上皮細胞が羊膜芽細胞であり、その袋の中は羊膜腔という羊水の入ったスペースになっている。そればかりか、内細胞塊に棲んでいたもう1群の細胞も上皮細胞に性状を変え、卵黄嚢というまた別の袋を作るようになる。こうして内細胞塊の細胞は2群の上皮細胞に分化して、羊膜腔と卵黄嚢という2つの袋を作り、この両者が栄養膜という大きな袋の内部にすっぽりと包まれるようになったというわけだ（図3-3、図3-4）。

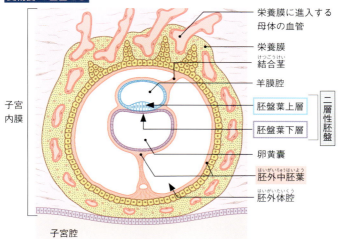

図3-4 二層性胚盤の確立

母体の血液が栄養膜の中にも進入するので栄養膜は胎盤に向けて発達するとともに全体が大型化する。それに比べ、胚子の大きさはあまり変わらないので、羊膜腔、卵黄嚢と両者の界面である二層性胚盤からなる胚子は栄養膜の内部にできる大きな空所（胚外体腔）の中に浮かぶようになる

一方、栄養膜の細胞群も着床にともない増殖しながら子宮内膜に進入していき、母体からの血液を受け入れる仕掛けを作って将来は胎盤に向けて発達するようになる（図3-4、図3-5上図）。そこで、これからの話は"将来"の胚子のからだそのものに向けて発達する羊膜腔と卵黄囊に焦点を当てることにして、栄養膜の発達の様子については割愛することにする。

　ここで羊膜腔と卵黄囊との2つの袋が接触する部分に注目してみよう（図3-5）。すると2つの袋が接触する界面には羊膜腔と卵黄囊に由来する2群の細胞による円盤ができていることになる。そのためこの接合部は胚盤（現段階は二層性胚盤）とよばれ、この胚盤こそがからだに向けて発展していく初発部分だということになる。

　二層性胚盤はちょうど2個のゴム風船を付け合わせた接触面を想像するとイメージしやすいと思うが、胚盤の羊膜腔側の上皮細胞群を胚盤葉上層、卵黄囊側の上皮は胚盤葉下層とよんでいる。そのため受精後2週中は、上層と下層の2層からなる二層性胚盤を生みだす歩みだったということになる。

　栄養膜が発達を続けて胞胚全体の形状が大きくなる頃、ある特筆すべきできごとが起きる。それは二層性胚盤からなる将来の胚子部分から、新しい遊走性の細胞が生まれてきて、この細胞群が羊膜腔と卵黄囊を外から包み込むようになることだ。そればかりか、この細胞群は栄養膜の内面を裏打ちするまでに発達してくる。この新しい細胞は胚外中胚葉とよばれるもので、栄養膜が作る袋も次第に大きくなるため、胚外中胚葉の細胞間に隙間が生まれてくるようになる。こうして生まれたスペースは胚外体腔（図3-5）とよばれて、胞胚が大きくなるにともない、胚外体腔のスペースも次第に大きくなってくるので、将来の胚子部分、つまり羊膜腔と卵黄囊は胚外体腔の中に浮かびでてくるようになる。こうして、胚外中胚葉は胚子を包むものと

栄養膜の内面を裏打ちするものとの2者に区分されるようになり、両者をつなげる部分は結合茎とよばれ、胎児と胎盤をむすぶ血流路（臍帯）はこの結合茎の中に生まれてくる（図3-5）。胚外中胚葉の具体的な意味についてはもう少し発生の段階が進んだ次節で解説することになる。

　ここまで見ただけでも、からだ造りの作業とは、袋と袋が激しくせめぎ合いを展開していることに気づくはずだ。フクロとフクロのせめぎ合いがオフクロのコブクロの中で繰り広げられているといえば、符合するものがあって面白い。しかし、袋と袋のせめぎ合いはまだまだ続く。

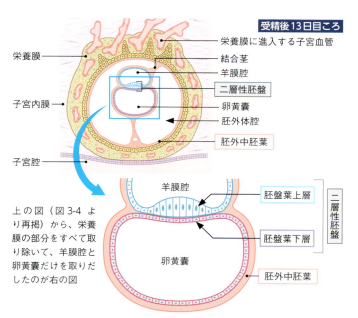

上の図（図3-4より再掲）から、栄養膜の部分をすべて取り除いて、羊膜腔と卵黄嚢だけを取りだしたのが右の図

図3-5　羊膜腔と卵黄嚢との界面にできる二層性胚盤

3-1-3　細胞の大移動が生みだす3種の胚葉

　これ以降のからだ造りは、羊膜腔と卵黄嚢という2つの袋の接触面である二層性胚盤で起きる現象である。そのため、これからは外周を覆う栄養膜の方には目をつむり、3週中に起きる胚盤の変化を中心に話を展開させることにする。

①胚盤葉上層に原始線条ができる

　受精後3週目に入る（15〜16日目）頃、羊膜腔を切り開いて、二層性胚盤を羊膜腔側から（つまり上層側、あるいは背方から）胚盤の背中になる部分をのぞいてみよう。すると二層性胚盤は将来の頭方が大きく尾方が小さい、まるで西洋梨を逆にしたような形を見て取ることができる（図3-6B）。この時期の胚盤にすでに将来の頭と尾、背と腹、左右方向ができていることは興味深いことである。

　さらに胚盤の背側面に目を凝らすと、その梨のほぼ正中部から尾方に向けて、頭尾方向に走るわずかな凹みがかすかな筋になって走行していて、筋の頭端には小さな高まりも認められるようになる。原始線条と原始結節の名を持つものだが、原始結節の中心に小さな凹み（原始窩という）も確認できる。原始線条はその両側で胚盤葉上層の細胞が増殖して、この細胞群が下の層へ潜り込んでいくことによりできる細溝である。

　ここで、原始線条の出現により、胚盤には将来の頭尾の方向性がさらに明瞭になったことにも注目していただきたい。

第3章　からだ造りの手順

A 羊膜腔と卵黄嚢だけを取り出した図　受精後13日目ころ

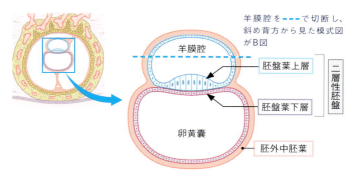

B 胚盤を斜め背方から見た図
受精後16日目ころ

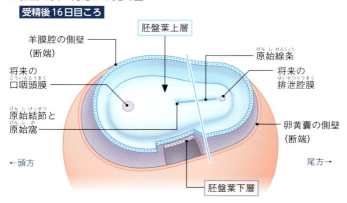

背方から見ると胚盤葉は西洋梨を逆さにしたような形状を呈している
B図では向かって左側が将来の頭方、右側が尾方に相当する。胚盤葉上層の正中線上の尾方に細い筋（原始線条）が見られ、その最頭側部に小さな凹み（原始窩）とそれを囲む円形の隆起（原始結節）が見えるようになる
B図はA図の青枠で囲んだ部分を立体的に模式化したもの。胚外中胚葉を部分的に除去して、胚盤が見えるようにしてある

図3-6　二層性胚盤の模式図

②細胞がこぼれ落ちていく

　原始線条では、胚盤葉上層の細胞が増殖するとともに、上皮の性格を失って個々バラバラの細胞となって、下層に向けてこぼれ落ちるように移動していくのが顕著な事象である（図3-7）。上皮の性格を失ったということは非上皮化したことを意味している。

　かくして非上皮化した細胞の一部は胚盤葉下層（卵黄囊の壁ということもできる）の中に潜り込んでいって、再び上皮の性格を復活させて、もともとそこに棲んでいた卵黄囊の細胞と置き換わるようになる。こうして新たな細胞によって置き換えられた胚盤葉下層を含めた卵黄囊は二次卵黄囊とよばれるようになる。その一方で、旧来の卵黄囊（一次卵黄囊とよばれる）の細胞群は役目を終えて、次第に退縮していくため、これから卵黄囊といえばここで生まれた二次卵黄囊を指すことになる点にもご留意いただきたい。

　しかし、この段階では内胚葉といってもまだピンとはこないかもしれないが、図1-2で紫色でしめした上皮に向けて発達していくもので、具体的にいえば消化管をはじめとするからだの内部にある上皮組織のおおもとになる細胞群である。

　原始線条からこぼれ落ちたもう一群の細胞は上皮の性格を持つこともなく、胚盤葉上層と胚盤葉下層（いまでは内胚葉といってもよい）との間の狭い隙間に向けて遊走していき、ここに新しい層を生みだすようになる。これが中胚葉とよばれるもので、いずれ将来は薄皮饅頭のあんこの成分となっていくものである。そのため、中胚葉の細胞は非上皮細胞としての原型を維持していて、細胞どうしの結合がなく細胞外基質の細線維を足場に遊走して回ることが大きな特徴である。

　このとき原始線条からこぼれ落ちた細胞には、原始窩からまっすぐ頭方に向かってからだの正中軸（これは脊索とよばれ

第3章 からだ造りの手順

受精後16〜17日目ころ

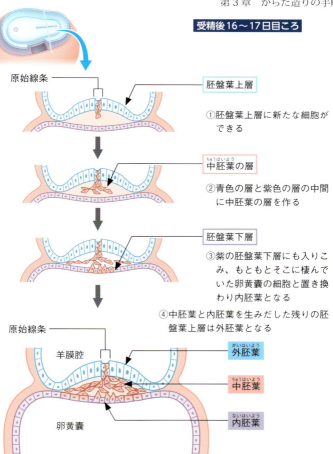

① 胚盤葉上層に新たな細胞ができる

② 青色の層と紫色の層の中間に中胚葉の層を作る

③ 紫の胚盤葉下層にも入りこみ、もともとそこに棲んでいた卵黄嚢の細胞と置き換わり内胚葉となる

④ 中胚葉と内胚葉を生みだした残りの胚盤葉上層は外胚葉となる

胚盤を横断した断面図
原始線条で上層の細胞が下の層に向けて移動していく。胚盤葉下層に棲みついた細胞は内胚葉に、中間の層に移動してきた細胞は中胚葉になる。移動する細胞を生み終えた上層は外胚葉となる

図3-7　中胚葉を作る細胞運動

る）を作るものと、左右から前方、側方、尾方に進んで狭い隙間を層状をなして埋め尽くすもの（一般の中胚葉）との2者に区分することができる。

　この脊索というもの、からだの正中軸である背骨の前段階になるものである。ホヤやナメクジウオに代表される原索動物では、この脊索を生涯にわたってからだの正中軸として活用しているが、さらに進化した魚類、爬虫類、哺乳類といった脊椎動物では脊索をベースにして、新たに脊柱の骨を生みだして、それによりからだを筋金の入った強固なものにしている。

　この脊索には、もう1つ重要な機能がある。それはすぐ背側に位置する外胚葉に働きかけて中枢神経系を誘導するという営みであるが、この点については「3-2-1 外胚葉は中枢神経系を生みだす」で詳しく述べることにする。

　もう一方の、中胚葉の細胞群は、胚盤葉上層（後で見るように胚盤葉上層はそのまま外胚葉に変わるため、外胚葉といってもかまわない）と内胚葉の間の隙間をくまなく埋め尽くすようになる。ところが、胚盤の頭方と尾方にある小さな2つの領域（将来の口咽頭膜と排泄腔膜になる部分）だけには中胚葉細胞の進入がないため、この部分だけは外胚葉と内胚葉からなる2層の上皮細胞が直に接触する状態になる。しかし、中胚葉細胞による裏打ちを欠如する上皮細胞は脆弱なため、この2つのスポット状の領域はいずれ破れていく運命にある（88ページ参照）。

第3章 からだ造りの手順

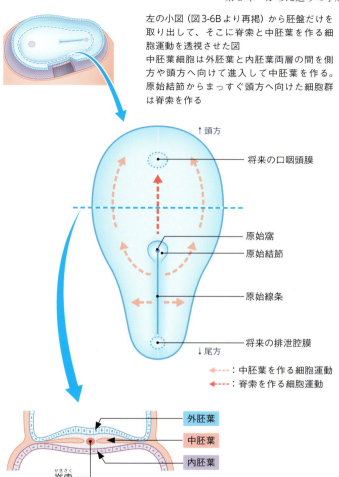

左の小図（図3-6Bより再掲）から胚盤だけを取り出して、そこに脊索と中胚葉を作る細胞運動を透視させた図
中胚葉細胞は外胚葉と内胚葉両層の間を側方や頭方へ向けて進入して中胚葉を作る。原始結節からまっすぐ頭方へ向けた細胞群は脊索を作る

図3-8 脊索と中胚葉を作る細胞運動

③三層性胚盤の確立とからだの軸

このようにして、胚盤葉上層の細胞群は原始線条を経由して内胚葉と中胚葉を送りだす作業を完了させると、残りの胚盤葉上層の細胞はそのまま外胚葉として活動する。そのため、受精後3週末（19日目頃）までには、外胚葉、中胚葉、内胚葉の3層からなる三層性胚盤が完成してくることになる（図3-9）。

言い換えると、羊膜腔と卵黄嚢という2つの袋の接合面に、外胚葉、中胚葉、内胚葉の3層が菱餅のように積み重なった三層性胚盤ができあがるわけだが、この段階でわたしたちのからだはまだ西洋梨のような形をした円盤状をなすばかりであって、人体としての立体的な形状をしめすものではないことにはご留意いただきたい（図3-9A）。いったん、三層性胚盤が確立するや、それ以降のからだ造りは、これら3層がセットになったまま形状を大きく変化させるばかりか、いろいろな器官の形成も実行されるようになる。その結果、最終的には、外胚葉からは体表の表皮と中枢神経、末梢神経の組織、内胚葉からは消化器官や呼吸器官の上皮が生まれ、中胚葉からは骨、軟骨、筋肉、血管、血球、結合組織といった、「真の体内」の構成要素が生まれてくる。

本章で見てきた二層性胚盤から三層性胚盤が生まれてくる経過を、発生学では原腸形成とよんでいる。これは、内胚葉がいずれは腸管の形成に進展するその発端になることを強調した見方だといえる。

また、ここまでの話を注意深く読まれた方は、からだ造りの主役となる外胚葉、中胚葉、内胚葉の3胚葉のいずれもが、胚盤葉上層の細胞群から生まれてきたことに気づかれたであろう。そのとおりで、胚盤葉上層の細胞がからだ造りの主役であって、いまわたしたちが持っているからだのすべての細胞を生みだすおおもとの細胞だということをしめしている。

第3章 からだ造りの手順

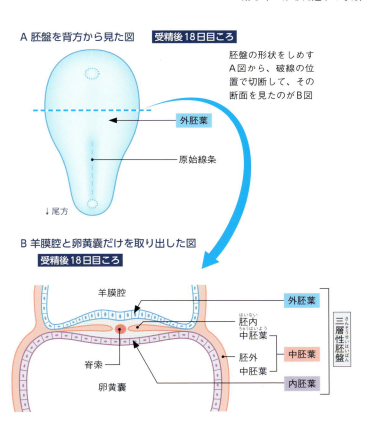

A 胚盤を背方から見た図 受精後18日目ころ

胚盤の形状をしめすA図から、破線の位置で切断して、その断面を見たのがB図

B 羊膜腔と卵黄嚢だけを取り出した図
受精後18日目ころ

18日目頃までに胚盤は外胚葉、中胚葉、内胚葉からなる三層性胚盤が完成する
外胚葉は羊膜腔を作る細胞群に、内胚葉は卵黄嚢を作る細胞群に連続する。中胚葉層の正中部には脊索ができ、これが体軸となる。また中胚葉は側方で羊膜腔と卵黄嚢を包む胚外中胚葉にも連続している

図3-9　完成した三層性胚盤

④中胚葉がしめす特性とは？

　ここでいささか順不同になるのだが、中胚葉の細胞について理解を深めていただくために、2点をあげておきたい。その1つは、中胚葉の細胞群が外胚葉と内胚葉の間をくまなく埋め尽くすという特性を持つことである。

　ところが例外があって、脊索よりも頭方の口咽頭膜と尾方にある排泄腔膜とよばれるスポット状の2領域だけには進入しないという事実がある（図3-10）。そのため、この2ヵ所では中胚葉組織が欠如して、外胚葉と内胚葉の細胞層が密接することになる。

　その詳細はいずれ消化管や泌尿・生殖器の項で説明するが、ここで口咽頭膜と排泄腔膜について補足しておきたい。卵黄嚢はいずれ原始腸管の段階を経て口腔から肛門に至る1本の消化管になる運命にある。口咽頭膜は腸管の最頭側部分を塞いでいる膜状組織であって、これの破綻によって腸管は口を経由して外界と交通するようになる。

　一方、原始腸管の最尾端には、胃腸管ばかりではなく、尿も合流してくるという事実がある。そのため糞と尿を合わせて排泄する場という意味で排泄腔とよばれるが、これを塞ぐ膜が排泄腔膜なるものである。排泄腔はやがて胃腸管の排出路である肛門と尿路の出口（尿生殖洞）とに2区分されるため、排泄腔膜も肛門膜と尿生殖膜に分離されるが、最終的には両者とも破れ去られていく。というのは、第2章でも説明したように、中胚葉成分による裏打ちは上皮層にとって必須の要件であって、逆に裏打ちされない上皮層は脆弱でいずれ破滅する運命にあるからだ。

　かくして、頭方の口咽頭膜の部分は4週中に破れ去って将来の口腔として開放するようになる。一方、尾方の肛門膜は口咽頭膜より遅れるが7週末には破綻して、尻の穴ができることに

なる。口咽頭膜と肛門膜の破綻の結果、口腔と肛門部で外胚葉と内胚葉が相互に移行するようになる。これにより、体表から消化管の内表面に至るまで、どこまでいっても切れ目のない上皮細胞層を確立させたと見ることもできるであろう（図1-2）。

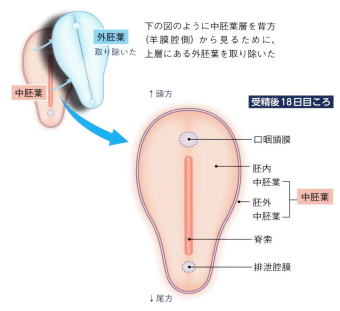

図3-10　完成した三層性胚盤における中胚葉の広がり

A 三層性胚盤のうち、外胚葉層を取り除いて中胚葉層を背方から見た図（図3-10下図より再掲）

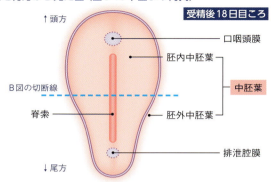

B 胚子を左右方向に切断した断面図（図3-9Bより再掲）

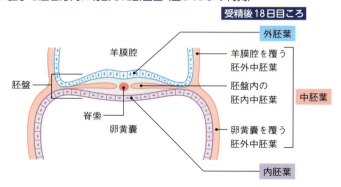

図3-11　胚盤の背方と断面で見る中胚葉の広がり

また卵黄嚢の内腔の方に注目するなら、この2つの孔によって卵黄嚢は羊膜腔（つまり胚子の外界）と交通したと見ることもでき、口と尻の孔の2つの開口部を持つようになった卵黄嚢がいずれは消化管になることも暗示されるであろう。

　しかし、胚盤の段階で口だ尻の穴だといっても、まだピンとこないかもしれない。いずれ胚盤が折れたたまれて筒状をなしたからだができてくるプロセス（「第4章　折れたたみで胚子の形が変わる」）をお読みいただくと、なるほどといっていただけるはずだ。

　もう1つは中胚葉の広がりについてである。これは言い換えると、胚盤の縁の方にいくと中胚葉はどうなっているのかという問題である。実は中胚葉の組織は三層性胚盤の中央の層を埋め尽くすばかりではなく、さらに側方へあるいは周辺に向けて広がっていって、羊膜腔と卵黄嚢の外表をも完全に包みこむまでに発展していた胚外中胚葉に連続していくのである（図3-11）。ここでも羊膜腔と卵黄嚢を作る上皮は中胚葉の組織で裏打ちされることによって安定化することを見て取ることができる。

　そのようなわけで、胚盤の内部、つまり外胚葉と内胚葉にはさまれた中胚葉は胚内中胚葉、それ以外の羊膜腔や卵黄嚢を覆うものは、「3-1-2　袋の中に袋ができる──羊膜腔と卵黄嚢」で紹介した胚外中胚葉として区分されている。そのため、図3-11Aにしめしたように、胚内中胚葉は、その辺縁で胚外中胚葉に連続していくことにご留意いただきたい。

3-2 三胚葉のその後

　からだ造りにあっては、ある構造Aができると、それがほかの構造Bに刺激を与えてBの変化を促し、Bの変化がAにおける次の変化を、あるいは別の構造Cの発展を促すという営みが連鎖的に展開されている。

　このように、AがBを刺激してBを発展させる効果を誘導とよんで、現在はいろいろな局面で作動する誘導物質（あるいは誘導原ともいう）が突き止められている（図3-12）。

　前章で見た二層性胚盤から三層性胚盤が生まれてくる過程はいうまでもないが、各胚葉からいろいろな器官が分化するにあたっても、多種の誘導物質が作用している。こうしたことを頭に置きながら、本項では３種の胚葉が１組になって一気呵成に、しかも短時間のうちに、からだ造り大作戦を展開する実態を見ていくことになる。

　ところが、これをひとまとめに解説するとかえってややこしくなって収拾がつかなくなるので、各胚葉ごとの動きに分解して話を進めていくことにする。ただし、この説明では、時間経過とともに変化する各胚葉の説明が繰り返されて同じ図を使い回しする必要もあって、煩雑になることは否めない。そこで受精後の何日目の図であるかに注目しながら読み進めていただければ、戸惑うことはないだろう。

　いずれにしても外胚葉、中胚葉、内胚葉の３者が相互に交感しつつ、同時並行で分化を進めていくことには、とくにご留意いただきたい。

第3章 からだ造りの手順

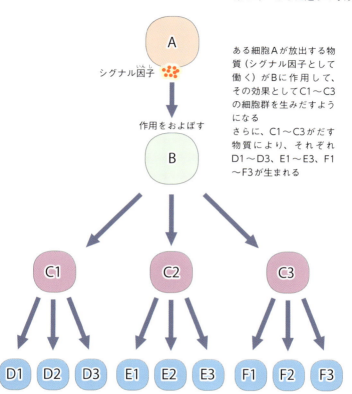

ある細胞Aが放出する物質（シグナル因子として働く）がBに作用して、その効果としてC1〜C3の細胞群を生みだすようになる
さらに、C1〜C3がだす物質により、それぞれD1〜D3、E1〜E3、F1〜F3が生まれる

1つのシグナル因子の効果として何段階かにわたって、次々と多様な細胞が生まれてくる。こうした多段階の働きがからだ造りのいろいろな段階で作動している
ここでAがBに働きかけて多彩な効果を生みだす現象を誘導といい、誘導を誘発する物質を誘導原という。このように多段階にわたる変化をもたらす最初の誘導原（図では細胞Aが出すシグナル因子）の産生にあたる遺伝子Aはマスター遺伝子とよばれる

図3-12　誘導のしくみ

3-2-1 外胚葉は中枢神経系を生みだす

①神経管の形成

　受精後18〜19日目頃、胚盤の中胚葉層の正中部に脊索が確立すると、脊索が放出するシグナル物質（その1つとしてShhというタンパク質があげられている。Shhについては104ページ参照）が直上の外胚葉に働きかけを起こすようになる。その

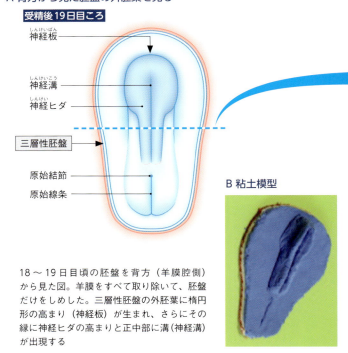

A 背方から見た胚盤の外胚葉を見る

受精後19日目ころ

- 神経板（しんけいばん）
- 神経溝（しんけいこう）
- 神経ヒダ（しんけい）
- 三層性胚盤
- 原始結節
- 原始線条

B 粘土模型

18〜19日目頃の胚盤を背方（羊膜腔側）から見た図。羊膜をすべて取り除いて、胚盤だけをしめした。三層性胚盤の外胚葉に楕円形の高まり（神経板）が生まれ、さらにその縁に神経ヒダの高まりと正中部に溝（神経溝）が出現する

図3-13　胚盤の外胚葉を背方から見た神経管の形成

効果により、外胚葉の正中線に近い領域にいた細胞群が将来の神経系の細胞に分化する方向に進んで、次第に背丈を増して神経板という、やや浮き上がった部域が確認できるようになってくる。次いで神経板の正中部には頭尾方向に長い溝が生まれてきて、次第に下の中胚葉層に深く落ち込んでいく運動が開始する（図3-13、図3-14）。

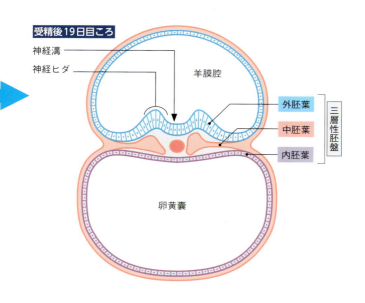

図 3-11 A図中の破線に相当する高さで、卵黄嚢と羊膜腔を含めて横断した断面図。正中部の神経溝をはさんで両側に神経ヒダが背丈を増しつつある

図3-14　胚盤の横断面で見た神経管の形成

こうして外胚葉の正中部に生まれる溝を神経溝という。神経溝が深くなるにともない、相対的に神経板の両側の高まりがヒダのように高くなって（そのため神経ヒダという）、やがて左右の神経ヒダは、将来の頸部に相当する部分で合一するようになる（図3-15）。ちょうど小川の両岸にある土手が高くなって太鼓橋でも架かるような状況を思い描いていただくのがよいだろう。

　この経過により神経溝がトンネル状の筒、つまり神経管となることは、同時に中胚葉層に落ち込んでいくことでもあることが了解できるはずだ（図3-15B、C）。将来の頸部領域からはじまった左右神経ヒダの合一運動は、頭方のみならず尾方にも向けて、まるでジッパーでとじ合わせるかのごとく進行していくので、神経管は頭尾方向に次第に長くなってくる（図3-15と図3-16を比較）。

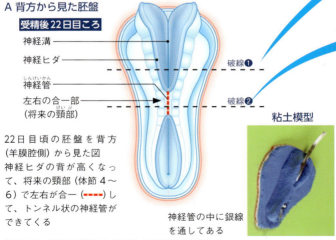

図3-15　胚盤の背方から見た神経管の形成

B A図の破線❶での横断面　受精後22日ごろ

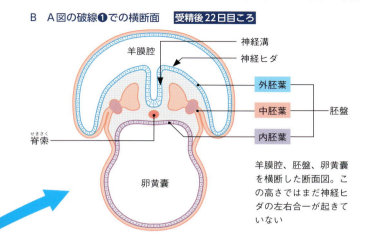

羊膜腔、胚盤、卵黄嚢を横断した断面図。この高さではまだ神経ヒダの左右合一が起きていない

C A図の破線❷での横断面　受精後22日ごろ

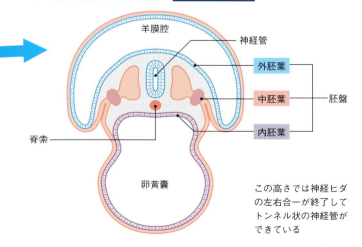

この高さでは神経ヒダの左右合一が終了してトンネル状の神経管ができている

神経ヒダの左右合一はさらに頭方へ、尾方へと進行するため、神経管の頭、尾両端には未閉鎖の開放部を残すようになる（図3-16 A）。それぞれは頭側神経孔と尾側神経孔とよばれる。両神経孔ともさらに閉鎖が進行し、26日目には頭側神経孔（図3-16 B）が、28日には尾側神経孔も完全に閉鎖してしまう（図3-16 C）ので、完全に閉じた1本の神経管がからだの正中部を頭尾方向に貫くことになり、かくして神経管が完成する。

　小川の両岸を結ぶように架けられた小橋がだんだん橋幅を広くして、ついには小川に蓋をかぶせて暗渠にしてしまうというわけだ。その結果、前後が閉じた竹輪のような神経管が中胚葉層の正中部を頭尾方向に貫通するようになると見ることもできる。

A 背方から見た胚盤　　受精後23日目ころ

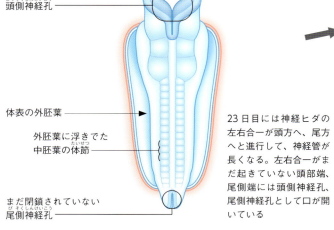

まだ閉鎖されていない
頭側神経孔（とうそくしんけいこう）

体表の外胚葉

外胚葉に浮きでた
中胚葉の体節（たいせつ）

まだ閉鎖されていない
尾側神経孔（びそくしんけいこう）

23日目には神経ヒダの左右合一が頭方へ、尾方へと進行して、神経管が長くなる。左右合一がまだ起きていない頭部端、尾側端には頭側神経孔、尾側神経孔として口が開いている

図3-16　神経管形成の進行と胚子の外形の変化

第3章 からだ造りの手順

　こうしてできあがった神経管が後に脳と脊髄という、からだにとってはまさに最高司令塔とでもいうべき中枢神経系に向けて発展していくことになる。この頃の胚子のからだ全体を側方から見たのが図3-16B、Cになる。神経管ができつつある頃、第4章で説明する胚盤全体の折れたたみ運動もどんどん進行して、円盤状だったからだは、すでに立体的な生き物らしい形状を呈するに至っている。しかしここではそれ以上の深入りはしないことにする。

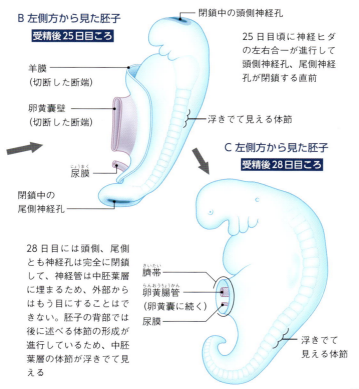

B 左側方から見た胚子
受精後25日目ころ

閉鎖中の頭側神経孔

25日目頃に神経ヒダの左右合一が進行して頭側神経孔、尾側神経孔が閉鎖する直前

羊膜（切断した断端）

卵黄嚢壁（切断した断端）

浮きでて見える体節

尿膜

閉鎖中の尾側神経孔

C 左側方から見た胚子
受精後28日目ころ

28日目には頭側、尾側とも神経孔は完全に閉鎖して、神経管は中胚葉層に埋まるため、外部からはもう目にすることはできない。胚子の背部では後に述べる体節の形成が進行しているため、中胚葉層の体節が浮きでて見える

臍帯
卵黄腸管（卵黄嚢に続く）
尿膜

浮きでて見える体節

②神経管には弟もいる——神経堤細胞

　これまで見てきたとおり、神経ヒダの左右合一は将来の頸部に相当する部分から開始して、頭方へ、尾方へとまるでジッパーで留めていくように進行して、ついには神経管として上皮層から遊離した１本の管が外胚葉と内胚葉の間の層に位置するようになる。このとき、神経管と挙動をともにする、もう一群の細胞があることにも注目しなければならない。それは神経ヒダの頂上にいた細胞群で、神経ヒダを川の両岸を造る土堤にたとえて、神経堤細胞とよばれている（図3-17、図3-18A）。

　この神経堤細胞なるものは、神経ヒダの左右合一と軌を一にして、上皮層を離れて中胚葉層に落ち込んで、新生された神経管の両側に集団を作るようになってくる（図3-18B）。この事実は神経堤細胞が神経管とともに中胚葉層の成分となったことを意味することに気づかれるだろう。

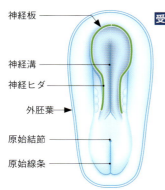

左右の神経ヒダの頂上（——は神経堤細胞の出現部位）に神経堤細胞が生まれてくる。

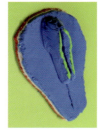

左図と同様に、左右の神経ヒダの頂上を緑色でしめした

図3-17　出現する神経堤細胞を胚盤背方から見る

第3章 からだ造りの手順

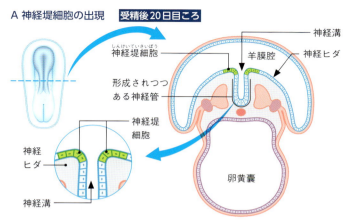

A 神経堤細胞の出現　受精後20日目ころ

神経ヒダの頂部に神経堤細胞（緑色でしめす）が出現する

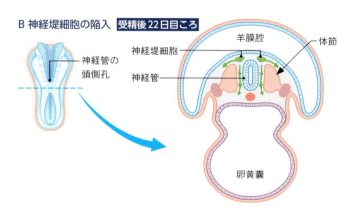

B 神経堤細胞の陥入　受精後22日目ころ

22日目頃の胚子で神経ヒダの左右が合一した部（図の---部）の断面図
神経ヒダの左右合一により、神経管が中胚葉層に陥没するのと軌を一にして、神経堤細胞群も落ち込んで、神経管の両側に集団を形成する。その後、神経堤細胞は活発に遊走を続け、中枢神経系の弟分としてからだ造りに貢献する

図3-18　神経堤細胞の位置を胚子の横断面で見る

神経管は生まれたその場にふみとどまって、中枢神経系を作っていく。ところが神経堤細胞の方は1ヵ所に定住することが嫌いなようで、中胚葉層に落ち込むやいなや、上皮の性質を捨ててバラバラになって活発に遊走して全身に散らばっていく。その結果、最終的には皮膚のメラニン細胞、脳神経や脊髄神経に付随する神経節（脳・脊髄以外にある神経細胞の集団）、自律神経の細胞群といった、神経細胞にもよく似たふるまいをする細胞群を生みだすばかりではなく、頭部の骨や結合組織、副腎髄質や心臓の形成にも大きな役割を果たすという働きも持っている。そのため、中枢神経系の弟分とも格付けされて、この先にもいろいろな器官の形成にあたって顔をだしてくる重要な細胞群である。その詳細については中枢神経系の生まれ方についての理解を深めていただいたうえで、改めて「6-2 神経堤細胞は神経細胞の弟分」で詳しく解説を進めることとして、本項での解説はここまでにしておく。

③胚盤に生まれた方向性

　からだは三次元的に広がったものだから、x、y、zの3軸について考慮する必要がある。この座標軸を胚盤に当てはめて考えるなら頭尾、背腹、左右という3方向の軸ということになる。三層性胚盤では外胚葉側が背中で、内胚葉が腹側なので、二層性胚盤ができあがった段階で、からだの背腹が決まったことを意味している。

　頭尾方向と左右の軸を規定するうえで重要な役割を果たすのが、中胚葉層の正中軸となっていた脊索である。脊索は頭の方向に向けて伸びだすため、脊索自体にも頭尾軸を生みだす情報が込められていると見ることができる。

　ここで将来どのような細胞群になるかという観点から、三層性胚盤の外胚葉を作る細胞を見直してみよう。もっとも正中部

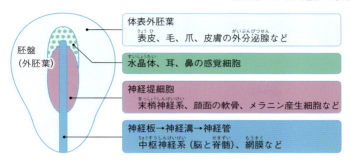

図3-19 外胚葉各部の予定運命図

外胚葉のうち、正中に近い部分（■）は神経管に、その外側部（■）から神経堤細胞が分化し、そのほかの外胚葉（□）は体表を覆う表皮となる。その一部には水晶体や耳、鼻の感覚上皮となる部分（▦）も含まれる

に近い領域の細胞群は神経管を作り、これはやがて中枢神経系になる。それよりも外側にいた細胞が神経管の弟分である神経堤細胞に変わっていく。また神経堤細胞を生みだす領域よりさらに頭側に近い部分には目、耳、鼻の形成にかかわる細胞群も生まれてくる。

　こうして見てくると、三層性胚盤のうちで外胚葉を作る細胞群は、脊索からの距離に応じて分化の方向に変化が生まれてくると見ることができる。脊索にもっとも近い部分では脊索物質の刺激効果が最大でそこは中枢神経系に向かって分化を進めていき、効果が中等度なら神経堤となって末梢神経系の成分を作るようになる。

　そして、脊索からもっとも遠く離れた外胚葉の側方部では脊索効果は波及することなく、からだ全体をすっぽりと包み込む体表の表皮細胞群に向けて分化するようになる。というわけで、外胚葉の予定運命を図にすると図3-19のようになる。

　このように各部分がそれぞれの特徴に従って区分される現象

> ### からだ造りに一役買う「ハリネズミ」遺伝子
>
> ショウジョウバエのからだ造りのしくみは古くから研究されて、多くの知見が蓄積されている。中には、わたしたち哺乳類のからだ造りにもそのまま当てはまるヒントがたくさんある。その代表例でもある*Shh*遺伝子の働きを紹介しよう。
>
> ショウジョウバエの異常な胚の中に、表面に小さなトゲが密生していて、ハリネズミにも似た姿を見せるものが見つかっていた。この異常胚を精査したところ、ある遺伝子の突然変異によることが判明して、この原因遺伝子はハリネズミ(hedgehog)をもじって*Hh*遺伝子と命名されるようになった。文字通りのハリネズミ遺伝子である。
>
> さらに研究が進むと、*Hh*遺伝子はショウジョウバエばかりではなく、これと相同な遺伝子は哺乳類にも3個(ゼブラフィッシュでは4個)が存在することがわかってきた。その1つに*Shh*と名前が付けられた遺伝子があるが、これはテレビゲームのキャラクターである「ソニック・ザ・ヘッジホッグ」をもじったもので、この遺伝子が作るShhタンパク質は

を部域化という言葉で表現している。そこでこの言葉を使うなら、外胚葉は正中に近い部分から順に神経板(神経溝、神経管)、神経堤細胞、体表外胚葉の3者に部域化されるということになる。この部域化を生みだすものとして、外胚葉のすぐ腹側の正中部を頭尾方向に走行する脊索、とりわけ、骨形成タンパク質(BMP、108ページ参照)と脊索がだすソニックヘッジホッグ(Shh)という聞き慣れないタンパク質が大きなかかわりを持つと考えられている(「5-1-5 外分泌と内分泌を実行する膵臓」参照)。

「2-1-2 発生における位置情報理論」で紹介したように、脊索

からだ造りには欠かせない重要な転写因子なのである。

わたしたちのからだ造りの中で、*Shh*遺伝子は中枢神経系で腹側に運動神経細胞を作る、手足の小指、薬指に特徴を与える、膵臓が生まれる位置決めにかかわる、といったいくつもの興味深い働きとの関連が明らかになっている。その中でも眼球を2個作らせるうえでの作用は特記すべきであろう。

受精後3週目頃、神経ヒダの最前方に眼球形成のカギになる*Pax-6*遺伝子の働きで、眼球を形成する領域が生まれてくる。ところがその正中部にShhが作用して局所のPax-6を不活化する結果、眼球形成部が左右の2個に分離され、それぞれが発達するため、1個ではなく2個の眼球が生まれるようになる。

ところが、Shhシグナルを阻害する物質を含む植物があり、それをエサにして育った動物から眼球が1個だけで一つ目小僧にも似た変異体が生まれてくるという報告がある。Shhはどうやら生物がしめす根源的な形状を決定するうえで作動しているようだ。

遺伝子やタンパク質の表記法

一般に遺伝子の略称は*Shh*のように頭文字を大文字、それ以降を小文字にして、イタリック体で表記する。またその遺伝子によって生みだされるタンパク質の場合はShhのように遺伝子と同じアルファベットによるが正字体にする。とくにヒトの遺伝子やタンパク質を問題にする場合には、*SHH*（遺伝子）、SHH（タンパク質）のように全文字を大文字で表記する。

にもっとも近い部ではShhによる刺激効果が最大で、その部域は中枢神経系に向かって分化を進めていき、距離が少し離れて刺激効果が中等度なら神経堤となり、脊索からもっとも遠く離れた外胚葉の側方部では刺激効果が波及することなく、この部分はそのままからだ全体をすっぽりと包み込む体表の表皮細胞群に向けて分化するようになるというわけだ。位置情報理論が見事に当てはまる例である。しかし、3部域化にあたってはShhばかりではなく、ほかにもいくつかの因子が関連を持つと考えられている。

3-2-2　中胚葉の変化

①中胚葉が3部にわかれてくる

　三層性胚盤の次の段階として、脊索が外胚葉を刺激して神経管ができつつあるちょうどその頃、中胚葉にも大きな変化が生まれてくる。

　91ページで紹介したように、中胚葉には胚内、胚外の2者があるが、ここでは特別に断らない限り中胚葉といえば胚内中胚葉を指すものとして読み続けていただきたい。

　生まれたての中胚葉は外胚葉と内胚葉の隙間を埋める一様なシート状（図3-20A）をなしているが、次の段階には早くもシート状の細胞群に3群が区分されるようになってくる。その3群とは、ここでも正中の脊索にもっとも近い部分、脊索からもっとも離れた側方部で胚外中胚葉に移行していく部分、およびこれら2者の間にはさまれたわずかな領域の3群で、それぞれ沿軸中胚葉、側板中胚葉（側板）、中間中胚葉の名前でよばれている。

　後で述べるように沿軸中胚葉から体節が生まれてくる（110ページ参照）。また中間中胚葉は将来の腎臓や生殖腺（具体的

第3章　からだ造りの手順

A 完成した三層性胚盤
受精後18日目ころ

B 中胚葉の3部域化
受精後19日目ころ

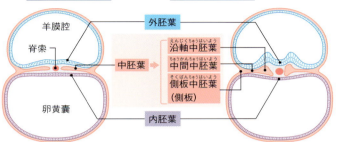

18日目頃の三層性胚盤では中胚葉組織は脊索の両外側に位置する一様なシート状をなしている

19日目頃になると中胚葉は沿軸中胚葉、もっとも外側の側板中胚葉（側板）、両者をつなげる中間中胚葉に3区分されるようになる

図3-20　横断面で見る中胚葉の変化

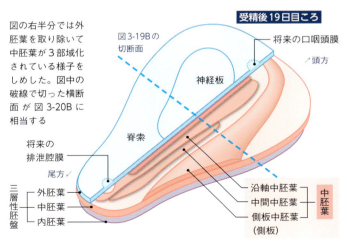

図の右半分では外胚葉を取り除いて中胚葉が3部域化されている様子をしめした。図中の破線で切った横断面が図3-20Bに相当する

図3-21　中胚葉の3部域化

には卵巣や精巣)を生みだす部分であり、側板中胚葉は背腹2葉に分離して、一方は羊膜腔の外表を、もう一方は卵黄嚢の外表を包み込む組織(胚外中胚葉)へと移行していく(図3-20B)。こうして生まれた中胚葉の3部域のそれぞれは、次の段階の発展へと急速に歩みを進めていく。

　ここであげた中胚葉の3部域化についても、当然のことではあるがそのための誘導物質(誘導原)が存在して、その拡散の結果として生まれた濃度の高、中、低が各部域を特徴付ける要因になるものと考えられる。誘導物質の候補の1つとしてBMP(骨形成タンパク質)をあげることができる。BMPは中胚葉でもより側方に近い領域ほど高濃度に分布して、正中の脊索に近づくほど低濃度になっている。このBMPというものは、もともと骨形成を誘導する増殖因子として発見されたものであるが、その後、細胞の遊走や細胞死をコントロールするなど、多彩な働きを持つことがわかってきたタンパク質である。

　これまでにも述べてきたように、中胚葉の細胞は外胚葉と内胚葉の間の層をくまなく埋め尽くしている。これを顕微鏡で見ると、長い突起をだした細長い細胞(間葉細胞)とその間に間質成分、つまり膠原線維や顕微鏡下には形状を特定できない水溶性の成分がたくさん含まれている。各細胞は上皮とは違ってバラバラになって棲んでいるため、間質成分に浮いていると見ることもできるが、実はこの間質成分を足場にしてアメーバのような遊走運動をしている(図3-22、図3-23)。

　成体では組織間に広く分布するのは疎性結合組織であるが、胎生期ではこの結合組織に相当するのは膠様組織とよばれるもので、これは粘液質に富みゼリー状をなすという特徴を持っている。

第 3 章　からだ造りの手順

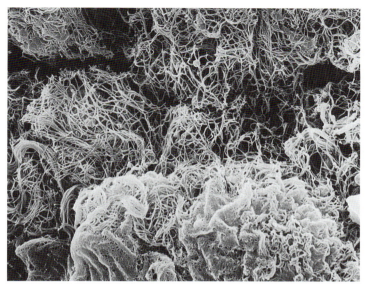

からだを造る線維（4800 倍）

図 3-22　疎性結合組織を作る膠原線維の電子顕微鏡写真

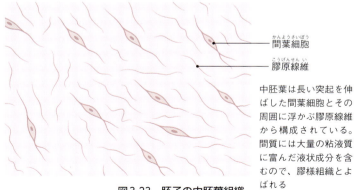

間葉細胞（かんようさいぼう）
膠原線維（こうげんせんい）

中胚葉は長い突起を伸ばした間葉細胞とその周囲に浮かぶ膠原線維から構成されている。間質には大量の粘液質に富んだ液状成分を含むので、膠様組織とよばれる

図 3-23　胚子の中胚葉組織

109

②からだに節ができてくる──体節の形成

　3区分された中胚葉のうち、沿軸中胚葉は背腹方向に厚みを持つため、頭尾方向で見ると柱のような形状をなしている。この柱では受精後20日目から局所的に厚みを増してくる一方、くびれも生まれるので、まるで糸切りダンゴのような組織塊になってくる。つまり柱がぶつ切りにされて、そのひとつひとつがダンゴになるというわけだ。このダンゴは体節とよばれ、将来の後頭部に相当する部分から尾方に向けて、1日に3個ほどのペースでダンゴ造り運動が進行する（図3-24B）。

　ミミズや昆虫のからだを見ていると、節が長く連なってできていることがよくわかるが、わたしたちのからだも実は節が連続したものと考えることができ、このように節が連なってできるからだの構造を分節構造とよんでいる。そのため体節の形成は分節構造の発端だということができる。

　また、ダンゴ造り運動は1日に3個という非常に正確なペースで頭方から尾方に向けて進むばかりか、外景からもそのふくらみが透けて見えるので、体節数を数えることにより胎齢を推定できるほどである（右図）。

　こうして体節は尾方に向けて作られていって、5週目の末までには全体で42〜44対ほどの体節が生まれてくるわけだが、尾方に向けて次々に体節を作っている頃、はじめにできた頭方のものは早くも次の変化に進んでいる。そのため、一時期に44対すべての体節を目にすることはできない。

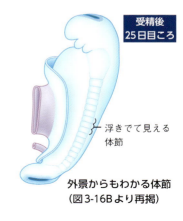

受精後 25日目ころ

浮きでて見える体節

外景からもわかる体節
（図3-16Bより再掲）

第3章　からだ造りの手順

A 胚子の断面で見る体節の形成　受精後20日目ころ

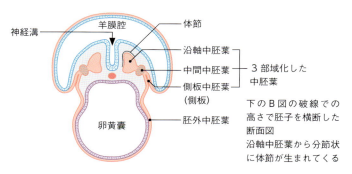

下のB図の破線での高さで胚子を横断した断面図
沿軸中胚葉から分節状に体節が生まれてくる

B 外胚葉を一部取り除いて見た体節の形成　受精後21日目ころ

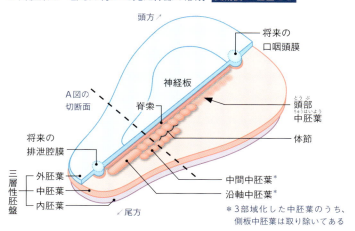

＊3部域化した中胚葉のうち、側板中胚葉は取り除いてある

三層性胚盤の右半分で外胚葉を取り除いて、沿軸中胚葉に形成されつつある体節を透視した模式図。沿軸中胚葉をベースにして7個の体分節とその尾方に体節ができてくる。体節は1日に3個のペースで頭方から尾方に向けて生まれてくる。体節の外側では中間中胚葉もゆるい分節構造をなしてくる

図3-24　体節の形成

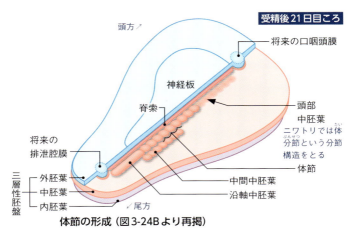

体節の形成 (図3-24Bより再掲)

三層性胚盤の右半分で外胚葉を取り除いて、沿軸中胚葉に形成されつつある体節を透視した模式図

　沿軸中胚葉のうち、体節は後頭部に相当する高さの沿軸中胚葉から、1日3個の割で、尾方に向けて生まれてくると述べた。しかし、発生の研究に非常に大きな貢献をしたニワトリの胚子で見ていると、第1体節よりももっと頭方の部域にも沿軸中胚葉成分がゆるい分節構造をなすことが明らかにされ、この分節構造を体分節とよんでいる(図3-24B)。しかし、ヒトでは分節構造をしめすことはないらしい。そのため、この領域の沿軸中胚葉をとくに頭部中胚葉とよんでいるが、頭部中胚葉は後に神経堤細胞と協働して、顎、顔面、咽頭部の横紋筋を生みだすと考えられている。

　言い換えると沿軸中胚葉のうち、最頭方の部分を頭部中胚葉として、これが頭部顔面の横紋筋の成分となり、それに続いて体節で、体節からはこの先見ていくように椎骨、体幹の真皮、皮下組織並びに体幹筋や四肢の骨格筋が生まれてくると考えると理解が容易になる。

③体節の変化

 できあがった体節はいつまでもじっとしているわけではなく、足早に次の変化へと進んでいく。できたての体節は間葉細胞が集まって集塊をなしているが、この細胞集塊がまず最初の運動として、袋を作るようになる（図3-25、図3-26A）。つまり間葉細胞の上皮化という現象で、それにより細胞どうしが密に接着して周辺に綺麗に並んで、中央に空所を囲むようになる。

 間葉組織が大運動を展開しようとするときには、まず全員が隊列を整えてがっちりとスクラムを組み、意思統一を明確にした後、やおら大移動に移っていく。というわけで、袋状になった体節の細胞群は、次の3ラウンドにわたる大運動作戦を展開させてくる。

 第1ラウンドは袋状の体節のうち、脊索に近い部分の壁にあった細胞群がおこなう運動で、これらの細胞は上皮である性質をかなぐり捨てて、再び非上皮細胞へと変化して、バラバラと正中に向けて移動して（図3-26B）、脊索や神経管を取り囲むようになる（図3-26C）。こうしてこれらの細胞は背骨、つま

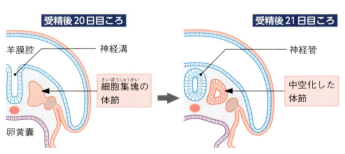

沿軸中胚葉から生まれた体節は、はじめ間葉細胞の集塊であったが、細胞が上皮に変化して中空の袋を作るようになる

図3-25　中空化した体節

り椎骨を作っていくので、第1ラウンドの運動をおこなう細胞群には椎板の名前が付いている。

　椎板がでていった残りの体節（これはいずれ真皮の成分になるので皮板という）には欠損部ができてしまう。しかし、袋の壁を作っていた皮板の細胞はその穴を埋めるためにすぐに増殖をはじめて、まもなく切れ目も修復されて再び袋状の体節が復活してくる（図3-26C）。たとえかりそめのものでも、上皮に切れ目があってはならない原則が、ここでも厳密に踏襲されている。新たに生まれてきた細胞は筋板の名前でよばれる。

　しかし、この袋も袋であり続けるのは短い時間に限られて、すぐ第2ラウンドの細胞移動がはじまる。それは皮板の細胞群が外胚葉由来の表皮の直下に向けて移動していき、将来の真皮の細胞に分化していくという運動である。

　そればかりか体節の残った細胞（筋板）も、皮膚の直下に移動して、いずれは体幹筋（固有背筋、肋間筋、腹壁の筋など）や四肢の骨格筋を生みだす細胞へと変貌を遂げていく。（図3-26D）。

④体節が生みだすからだの分節構造

　体節を構成する間葉細胞は一見すると無秩序に遊走しているように見えるかもしれないが、実際は、その行き着く先はあらかじめ決まっていて、寸分の狂いもなく決められた場所に向かい、正しい順番に整列することに大きな特徴がある。それによってからだの分節性が生まれてくる。

　これまで見てきたように、ヒトには42〜44の体節が頭方から尾方に向けて順番に形成されてくる。体節を構成する間葉細胞には、それぞれの体節が形成された順番とこれから分化していく細胞の種類とをいわば本籍地のように記録されており、それに応じて行き先と分化の方向が精密に決まっていることは特

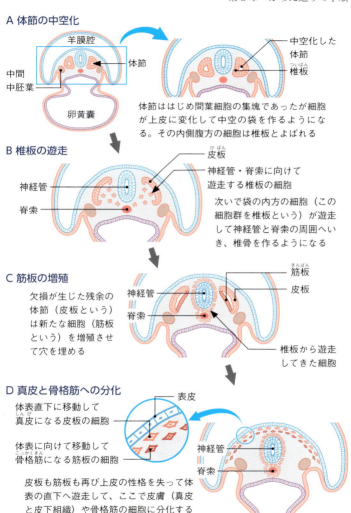

図3-26 体節の形成とその後の分化

に強調したいことである。そして、この本籍を共有する細胞どうしが集団をなして、局所に椎骨、真皮、体幹筋という構造物を新たに作り直すわけだ。

たとえば椎骨を作る場合、1番目の体節に由来する椎板の下半分と2番目の体節にある椎板の上半分が合体して1番目の椎骨を作るというルールがある（図3-27B）。つまり2番目の椎骨は、2番目の体節からでた椎板の下半分と3番目の体節に由来する椎板の上半分によって形成される。こうしたルールで形成された椎骨はそれぞれ形状を異にするが、個々の椎骨の特徴付けをおこなうにあたり、「2-1-3 からだの座標軸」で紹介した*HOX*遺伝子が作用しているといわれている。

椎骨作り作戦は神経管（いずれ脊髄になる部分）を取り囲みながら、どんどんと体尾の方へ進んでいく。そのため、最終的には個々の椎骨がつながって背中をまっすぐに突き抜ける脊柱が生まれてきて、これがわたしたちのからだの支柱となって活躍している。また脊柱は椎骨の連続であるから、分節構造をしっかりと維持していることにも注目いただきたい。そればかりか、この分節状に並ぶ椎骨の中に閉じ込められた脊髄にも、椎骨と対応した頭尾方向の分節構造が生まれて、それに応じて脊髄神経が分節状に出入りするようになる。

真皮の形成にあたっても、1番目の体節から出発した皮板の細胞が遊走していった先の尾方に、2番目の体節からの皮板が、そして3番目の体節からの皮板が続くといった具合に、真皮を構成する細胞が体節の順番にしたがって継ぎ目なくならんでいく（図3-27C）。こうして体表には図3-28Bに見るような分節性が生まれてくる。

同様に体幹筋を構成する細胞も、1番目の体節の筋板が遊走していった先の直下に、2番目の体節からの筋板細胞が続き、そして3番目の体節からの筋板がさらに2番目を下支えすると

第3章 からだ造りの手順

A 分化する細胞から見た体節の変化

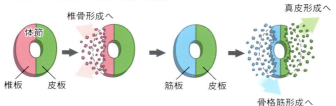

B 椎骨の発生

体節の第1ラウンドの運動として、体節からでた椎板の細胞が神経管（将来の脊髄）の周りに遊走して椎骨の成分となる。このとき、体節①由来の下半分と体節②由来の上半分とが一緒になって1番目の椎骨を作る。2番目以下の椎骨も同様にできてくる

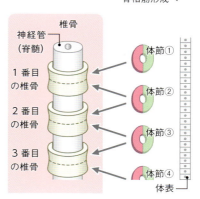

C 真皮と体幹筋の形成

椎板がでた後の体節では、残余の細胞が皮板と筋板を新生させる。直ちに皮板は表皮直下に遊走して1番目の真皮を作り（第2ラウンドの運動）、筋板の細胞は真皮直下へ遊走（第3ラウンドの運動）して1番目の体幹筋になっていく

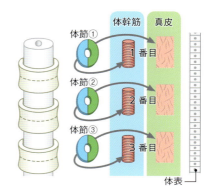

図3-27　体節ごとにできる椎骨、真皮、体幹筋

いった具合に、筋板細胞の分節状の集積が進み、そこに体幹筋や四肢の骨格筋が生まれるようになる。しかし、体幹筋の場合、上肢や下肢が大きく発達するとか、筋肉の要素が局所的に集積して大きな筋を作るといった具合に、複雑な修飾が絡むため、皮膚や脊柱ほどの明瞭な分節性をしめす訳ではないし、ましてやミミズや昆虫に見る整然とした分節性からはかなりかけ離れたものになる。しかし、基本は厳然と維持されている。

　これらの分節性をさらに強固にするのが脊髄神経で、1番目の椎骨に包まれた部分の脊髄から出発する脊髄神経が1番目の分節に対応した領域の皮膚や骨格筋に進入していって、各部の感覚や運動と関連を持つようになる。つまり体幹全体を見ると、1番目の体節に由来する成分、2番目の体節、3番目の体節といった具合に見事に輪切りされた分節構造が生まれることになる。体節形成が人体の分節性の発端だということを改めて了解していただけるに違いない。

　なお、煩雑を避けるため神経堤細胞に由来する脊髄神経節（感覚情報を中枢に伝える細胞群）の分節性については本項では図3-28Aで緑色でしめすだけにとどめたが、神経堤細胞も同様な分節構造を作るうえで大きな役割を持っていることは「6-2-1 神経堤細胞とからだの分節構造」に記したとおりである。

⑤側板中胚葉の変化

　側板中胚葉（側板）は中胚葉シートの3部域のうち、もっとも外側に位置する部分である（図3-29A）。もともと側板の細胞群は隙間を作る傾向が強いという特性がある（図3-29B）。そのうえ、生まれてきた小さな隙間を相互に連結して次第に大きなスペースにするばかりか、ついには側板を背腹2枚に分離させてしまうという大技までも敢行する（図3-29D）。

　こうして2枚に分離した側板のうち、背側のものは壁側中胚

A 体節に対応したからだの分節構造

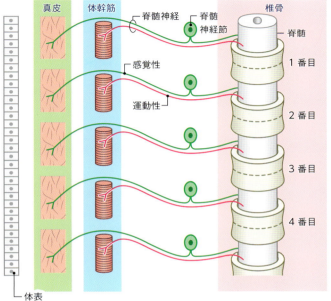

└─ 体表

1番目の椎骨に覆われた脊髄から脊髄神経（運動性・感覚性）がでる。これは1番目の脊髄神経として、1番目の真皮と骨格筋に向かい、感覚や運動を支配するようになる。こうしたしくみが2番目、3番目……と続いていくため、からだには体節に対応した分節構造が生まれる

しかし、実際には筋細胞はほかの分節に由来するものと融合して大きな筋肉となっていくため、分節性が乱れる傾向にあるが、B図で見るように皮膚の分節性はかなり厳格に維持されている

なお、A図の脊髄神経節とそれからでる神経線維（感覚性）は分節性に発達してくる神経堤細胞に由来する（224ページ参照）もので、これもからだの分節構造形成に一役買っている

B 皮膚の分節性

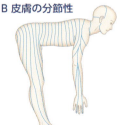

図3-28　体節が生みだすからだの分節性

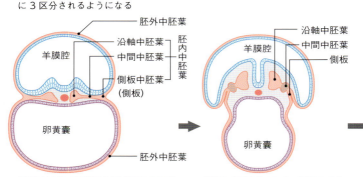

A 胚内中胚葉が3部域にわかれる
受精後19日目ころ

胚盤の胚内中胚葉（88ページ参照）は沿軸中胚葉、中間中胚葉、側板中胚葉（側板）に3区分されるようになる

側板は外側で羊膜腔と卵黄嚢の表面を覆う胚外中胚葉に連続している

B 側板に小さな隙間が生じる
受精後20日目ころ

側板に隙間ができて、側板を2枚に分離するようになる

D 側板の分離過程

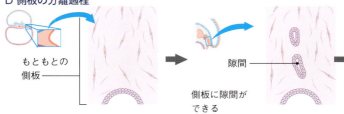

もともとの側板

側板に隙間ができる

隙間

図 3-29　側板中胚葉の変化

葉といい、これはそのまま羊膜腔を包囲する胚外中胚葉に連続していく。腹側に位置する側板のもう一方は臓側中胚葉といって、これは卵黄嚢を包む胚外中胚葉に連続していくものである。いずれ卵黄嚢は原始腸管という消化管の主要部分になるため、その外表を覆う臓側中胚葉も原始腸管とともに真正の胃腸

C 側板が2枚に分離する　受精後21日目ころ

分離した2枚のうち、羊膜腔を覆う胚外中胚葉に連続していくものは壁側中胚葉、卵黄嚢の表面に連続するものは臓側中胚葉とよばれ、壁側中胚葉と臓側中胚葉の2枚にはさまれたスペースはいずれ体腔となる

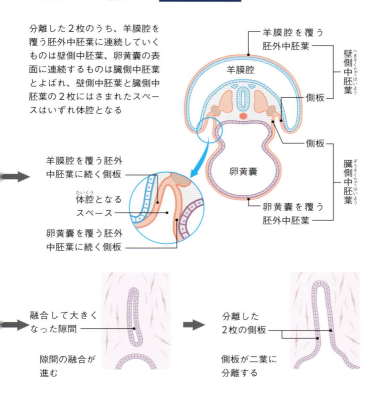

壁側中胚葉と臓側中胚葉の2枚が囲むスペースは体腔とよばれるが、このスペースは胚子の周囲に広がる胚外体腔（羊膜腔、胚盤、卵黄嚢を浮かべている周囲環境）に大きく口を開い

て連続した状態になっている。

ところが、第4章で胚盤の折れたたみ運動という形態形成運動を紹介するが、この運動の進行にともなって、体腔の一部だけが体内に閉じ込められて、周囲環境との連絡が遮断されて、からだの中の空所、つまり「真の体腔」となる。こうして生まれた体腔の中を消化管が頭尾方向に走行するようになるわけだが、その経過は、折れたたみ運動の解説とあわせてお読みいただくことにより、次第におわかりいただけるだろう。体腔についても次章でもう一度見直すことにする。

⑥中間中胚葉のその後

3区分された中胚葉（図3-30A、B）のうち、中間中胚葉はその名のとおり沿軸中胚葉と側板中胚葉（側板）の中間に位置する領域である。形態形成運動が進行して側板が壁側中胚葉と臓側中胚葉に分離するのにともない、ちょうど両者の二股になる部分に中間中胚葉が位置するようになる（図3-30C）。中間中胚葉からは、腎臓と尿管、精巣や卵巣などの性腺とその導管である精管、卵管・子宮が生まれてくるが、その詳細は「第8章 袋と管が作る体内の器官 PART②生殖器官と泌尿器官」で見ていきたい。

3-2-3　内胚葉の変化──原始腸管から真正の胃腸管へ

内胚葉は卵黄嚢という袋を作る細胞群なので、その壁が上皮細胞であることはこれまでに詳述してきたとおりである。側板中胚葉（側板）が壁側と臓側の2枚に分離するにともない、将来原始腸管になる部分や卵黄腸管を含めた卵黄嚢は、全体として臓側中胚葉に覆われるようになってくることもおわかりいただけたはずだ（図3-30C）。

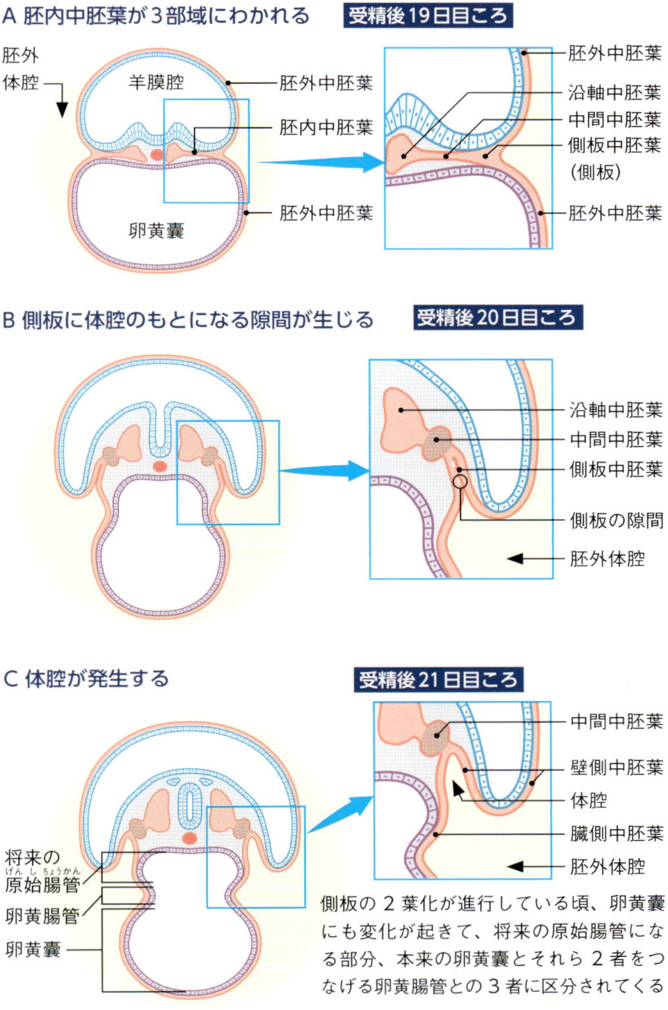

第 3 章 からだ造りの手順

A 胚内中胚葉が 3 部域にわかれる　受精後 19 日目ころ

- 胚外体腔
- 羊膜腔
- 胚外中胚葉
- 胚内中胚葉
- 卵黄嚢
- 胚外中胚葉

- 胚外中胚葉
- 沿軸中胚葉
- 中間中胚葉
- 側板中胚葉（側板）
- 胚外中胚葉

B 側板に体腔のもとになる隙間が生じる　受精後 20 日目ころ

- 沿軸中胚葉
- 中間中胚葉
- 側板中胚葉
- 側板の隙間
- 胚外体腔

C 体腔が発生する　受精後 21 日目ころ

- 将来の原始腸管
- 卵黄腸管
- 卵黄嚢

- 中間中胚葉
- 壁側中胚葉
- 体腔
- 臓側中胚葉
- 胚外体腔

側板の 2 葉化が進行している頃、卵黄嚢にも変化が起きて、将来の原始腸管になる部分、本来の卵黄嚢とそれら 2 者をつなげる卵黄腸管との 3 者に区分されてくる

図 3-30　側板の 2 葉化による体腔の発生と中間中胚葉の位置

ここでもう１つ、注目していただきたいのは、先に紹介した口咽頭膜と排泄腔膜のことである。この２つの膜部分は間葉組織による下支えがないため、脆弱でいずれ破綻する運命にあり、口咽頭膜の破綻（４週中に進行）により口腔が、排泄腔膜の破綻（７週中に進行）により尻の穴が生まれてくることはすでに見てきたとおりである。
　卵黄嚢の側からこの破綻部を眺めるなら、破綻してできた２つの穴によって卵黄嚢は鬼が住む羊膜腔と連続するようになる

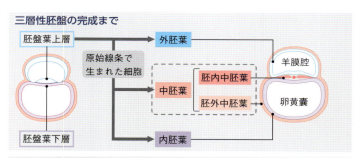

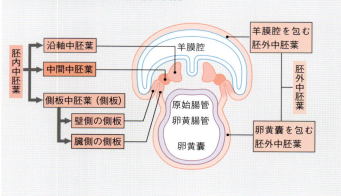

図3-31　中胚葉の変遷と区分

し、上皮細胞に注目するなら、内胚葉細胞層は体表の外胚葉層と連続したことになる。ここで改めてヒトのからだの概略をしめした図1-2をご覧いただくと、外胚葉および内胚葉に由来する上皮の連続性を再確認できるはずだ。

卵黄嚢の変化は、次の「4-1 胚子全体の形状変化」で紹介する胚盤の折れたたみ運動と密接な関連がある。そのためここでは、胚盤の折れたたみ運動によって外景が大きく変化するにともない、単純な1つの袋であった卵黄嚢が、胚子の体内に取り

A 3分割された卵黄嚢

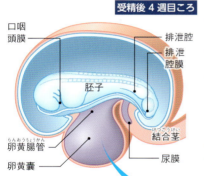

受精後4週目ころ

4週目頃になると胚盤の折れたたみ運動が進行して、胚子は筒状の形状をしめすようになる。羊膜腔の一部を取り除いて胚子の外景が見えるようにして、内胚葉に由来する卵黄嚢を透視した図。卵黄嚢ははじめ単純な1つの袋だったが、折れたたみ運動の進行にともない、胚子の体内に取り込まれた部分とそのまま腹側に残存した2部分にわけられ、両者を卵黄腸管がつなぐように形状を変える

B 内胚葉の全景

A図と同じ状態から外胚葉、中胚葉を取り除いて、内胚葉の全景をしめした図。内胚葉成分のうち、体内に取り込まれた原始腸管は真正の胃腸管に向けて発達する一方で、卵黄腸管と卵黄嚢は次第に退縮して臍帯の一成分として余命をつなぐ

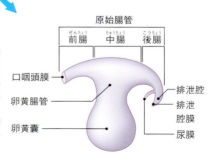

図3-32 胚子の外景と内胚葉の広がり

込まれる原始腸管と、取り込まれ損なって胚子の体外に取り残されたもともとの卵黄嚢、それとこれら2部分をつなぎ合わせる卵黄腸管との3者に区分されるようになる（図3-32）ことだけをあげておきたい。

　原始腸管はその後、壁を覆う臓側中胚葉とともに真正の胃腸管として大きく発達していくが、その一方で、取り残された卵黄嚢は卵黄腸管とともに次第に機能を失って、最終的には臍帯の中に閉じ込められた小袋へと退行してしまうものである。また、口咽頭膜と排泄腔膜は原始腸管の頭端と尾端を塞ぐものであったが、破綻することにより、原始腸管は口から尻の穴まで、まるで鯉のぼりみたいに1本の管になっていくことが了解できるだろう。

第4章
折れたたみで胚子の形が変わる

　これまで三胚葉それぞれの発達に目を向けてきたあまり、胚子全体の形状変化にはほとんど触れることがなかった。しかし、神経管や体節が発達するまさにその頃、胚子の外景も大きく変化を遂げて、単純な円盤状だった胚盤はわずか1週間ほどの間に脊椎動物に固有の円筒状を呈するようになり、サカナかヒトかは定かではないものの、なにか生き物らしい外景をしめすようになる。このように外景を大きく変化させるダイナミックなからだ造り運動は、胚盤の折れたたみ運動とよばれている。本章ではこの折れたたみ運動の経過について説明していく。それによりますますからだが誕生する経過に実感がこもるであろう。

4-1 胚子全体の形状変化

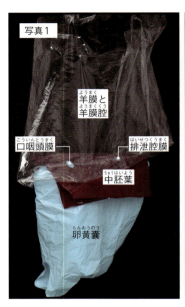 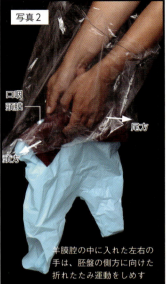

写真 折れたたみ運動の経過（その1）

　胚盤の折れたたみ運動は、なかなか了解しにくいところなので、あらかじめビニール袋で作った模型を使ってその概要を見ておくことにしよう。

　写真1で上にある透明な袋は羊膜とその中の羊膜腔であり、下の青い袋は卵黄嚢で、両者の接合部にはえんじ色の中胚葉がはさまれている（この配色はこれまでの模式図の配色と異なるので注意されたい）。また、胚外中胚葉は、内部を見るために取り除いてある。

第４章　折れたたみで胚子の形が変わる

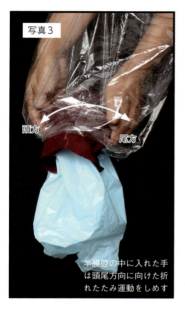

写真3

頭方　　　尾方

羊膜腔の中に入れた手は頭尾方向に向けた折れたたみ運動をしめす

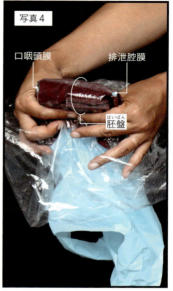

写真4

口咽頭膜　　　排泄腔膜

胚盤（はいばん）

　胚盤の中胚葉部分はその上下から外胚葉と内胚葉にはさまれているので、三層性胚盤となっている。三層性胚盤は西洋梨を逆さに置いた形をしているが、ここまでの状況は前章で見てきたとおりである。

　折れたたみ運動にあたっては、羊膜腔に入れた両手の指先が胚盤の左右を深く押し込める運動（写真2）と、頭尾方向にも押し込んでいって下方へ切れ込みを深くする運動（写真3）との両者が同時に進行してくる。その結果、胚盤はもう円盤では

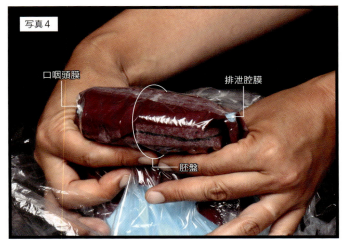

写真 折れたたみ運動の経過（その2）

なく、頭尾方向に筒状をなすとともに、羊膜腔の中に浮き上がってくるようになる（写真4）。

この筒の頭方には口咽頭膜（いずれは破れて口になる）が、尾方には排泄腔膜（いずれは破れて尻の穴になる）が位置するが、2つの孔にはストローを貫通させてある（写真5）。ストローの通路は食物の通る道、すなわち消化管にほかならないが、この段階では原始腸管とよんでいて、卵黄嚢の一部である。

また写真4で両手の親指と人差し指が作る輪は臍帯に相当するもので、折れたたみ運動の進行とともに、この輪の直径がだんだんせばめられてくるとともに、せばめられた部分、つまり臍帯が長くなってくる（写真5）。こうして円筒状の胚子は臍帯でつながりながら羊膜腔に浮きでるようになってくる。

また青い袋の卵黄嚢は、円筒状の胚子のからだの中に取り込まれる（外からは見えないがストローが通過して原始腸管にな

130

第 4 章 折れたたみで胚子の形が変わる

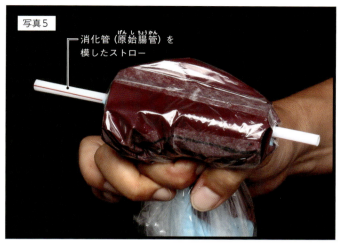

写真5
消化管（原始腸管）を模したストロー

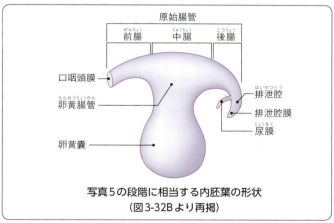

写真5の段階に相当する内胚葉の形状
（図3-32Bより再掲）

る）部分と、そこからはみでて臍帯の成分となる部分があるが、胚子体内からはみでた部分は退行していく。この経過を実際の胚子で見ていこうというわけだ。

4-1-1 胚盤の折れたたみ運動

　胚盤の折れたたみ運動の進行は、神経管が頭尾方向に急速に伸長することに加えて、卵黄嚢に比して羊膜腔の拡大が優勢に進行することがそのモーメントである。この経過を通じて、円盤状をなしていた胚盤は、外周部で羊膜腔が頭尾方向、および腹側方向に折れ返りを深くしていくため、次第にからだ自体が円筒状になりながらも背側に向けて盛り上がってきて、胚子全体は羊膜腔の中に浮かび上がってくるようになる。

　三次元的で複雑な折れたたみ運動をもう少し詳しく見ていくにあたり、頭尾と側方との2方向に分解して考えていくことにする。

①頭尾方向への折れたたみ運動

　まず、胚子を正中矢状断した図4-1により、頭尾方向の折れたたみ運動を見ていこう。神経管が発達しつつある受精後3週から4週にかけて、羊膜腔自体が次第に大きくなるとともに、胚盤の頭方、尾方の部分が次第に押し込まれていく運動（図では⟶でしめした）が進行する。そのため、口咽頭膜よりも尾方にあった頭部が次第に位置を変えて、前方に向けて大きく張りだしてくるようになる。こうして見てくると、折れたたみ運動は神経管を含む頭部領域が急速に発達するという事象がその大きな要因だということもわかるはずだ。

第4章 折れたたみで胚子の形が変わる

A 三層性胚盤が完成した頃
受精後17日目ころ

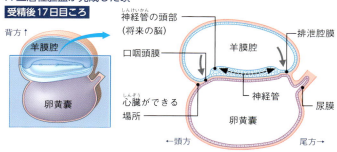

B 頭部が口咽頭膜と縦に並ぶ
受精後22日目ころ

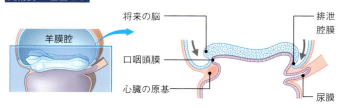

C 頭部が口咽頭膜より前方に張りだす
受精後24日目ころ

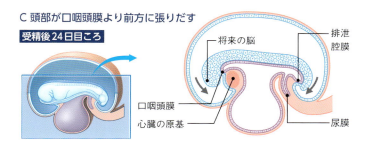

図4-1　頭尾方向で見た胚盤の折れたたみ運動（その1）
それぞれ、左の図は羊膜腔を除去して胚子の全景を斜め上方（背方）から見た図で、右の図は同時期の胚子の正中矢状断面図。胚盤の頭尾方向における折れたたみ運動の方向を ➡ でしめす

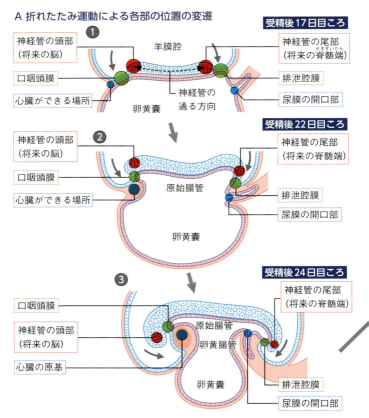

図4-2　頭尾方向で見た胚盤の折れたたみ運動（その2）

　折れたたみ運動を別の図で見てみよう。受精後17日目頃の段階（図4-2A❶）では口咽頭膜より尾方にあった神経管の頭部領域が、受精後22日目頃には背腹方向に一列に並び（図4-2A❷）、受精後25日目頃になると口咽頭膜や将来の心臓を乗り越えて（図4-2A❸）、ついに配置を逆転させて頭部、口咽

B 折れたたみ運動が終了する頃

受精後28日目ころ

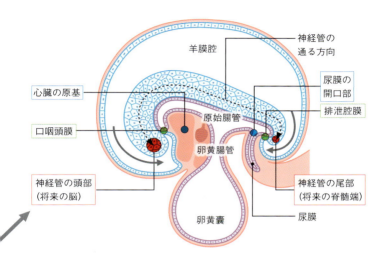

➡ は折れたたみ運動の方向をしめす

頭膜、心臓の順に並ぶようになる（図4-2B）。尾側も同様で、神経管の最尾部のさらに尾方にあった排泄腔膜および尿膜の開口部は、位置を逆転させて神経管より腹側に定置するようになる。これまで尿膜についてなんら言及していなかったが、尿膜とは膀胱の形成に関与するもので、その実態はあらためて第8章で説明していく。一連の折れたたみ運動の進行を見ていると、口咽頭膜と排泄腔膜がそれぞれ、原始腸管の入り口と出口になっていくこともわかるだろう（図4-2B）。

A 三層性胚盤が完成した頃

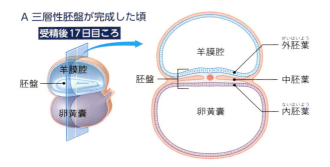

B 羊膜腔が左右から胚盤を押し込める

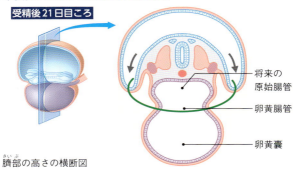

臍部の高さの横断図

図4-3 体軸に直交する横断図で折れたたみ運動をしめす図

②側方への折れたたみ運動

次に、折れたたみ運動の進行を胚子の腹部で横断した図により、側方の変化として見てみよう（図4-3）。頭尾方向の折れたたみ運動と同時に、羊膜腔が胚盤側方を左右から深く押し込む運動も進行して（図4-3B）、次第に胚盤を周囲から締め上げてくるようになる（図4-3C）。こうして最終的には、図4-3D

第 4 章 折れたたみで胚子の形が変わる

C 卵黄嚢が 3 部に分割される
受精後 24 日目ころ

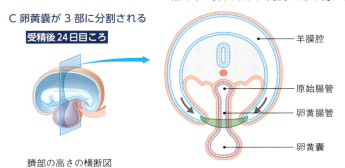

臍部の高さの横断図

羊膜腔
原始腸管
卵黄腸管
卵黄嚢

D 胚子の体幹が羊膜腔に取り囲まれる
受精後 28 日目ころ

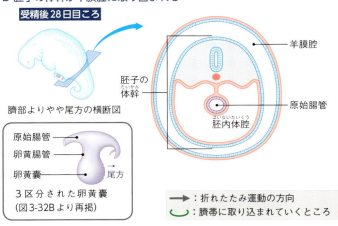

臍部よりやや尾方の横断図

羊膜腔
胚子の体幹(たいかん)
原始腸管
胚内体腔(はいないたいくう)

原始腸管
卵黄腸管
卵黄嚢 → 尾方

3 区分された卵黄嚢
(図 3-32B より再掲)

→：折れたたみ運動の方向
↷：臍帯に取り込まれていくところ

のように羊膜腔は胚子全体をすっぽりとその中に包み込んでしまうようになる。

　また卵黄嚢に目を向けると、初期には単一な球状の袋（図4-3A）だったものが、次第に胚子の体内に取り込まれる部分（その部分が将来原始腸管となる）とそこから逸脱した部分（もともとの卵黄嚢）、それら 2 者をつなげる部分、つまり卵黄

腸管とに3区分されるようになってくる（図4-3B、C）。

　こうして、胚子の体内に取り込まれた原始腸管はいずれ真正の消化管に向けて発展していく一方で、体外に取り残された卵黄嚢は、原始腸管を生みだす役目を終了したため、それ以降は次第に退縮して臍帯の中の小袋となり、ついには消滅してしまう運命にある。

　また、卵黄嚢の外周は臓側中胚葉で補強されているので、当然のことながら原始腸管もその周囲は臓側中胚葉の組織に包まれている（次ページの図4-3D）ことにも注目していただきたい。それにより、内胚葉由来の原始腸管（最終的には真正の胃腸管の内腔に直面した粘膜上皮になる）は、臓側中胚葉に由来する結合組織や平滑筋を外周に巻き付けて真正の胃腸管に向けて発展していくであろうこともうかがい知ることができるが、その様子は「4-2 体腔と消化管の発達」で見ることになる。

　卵黄嚢とは元来が胚子の栄養源になる卵黄を貯蔵する袋である。爬虫類や鳥類のように、殻に閉じ込められた卵の中で発生を続ける動物では、卵の黄身が卵黄に相当する。そのため、胚子は卵黄を消費しながら自分のからだを発達させていくものの、卵黄を消費し尽くしてしまうと胚子は殻を破って外にでて、自立して栄養を摂らなければならない。

　しかし、哺乳類は硬い卵殻がないばかりか、母体の中で臍帯を通じて母親からたくさんの栄養を受けて生育することができる。そのため、卵黄嚢は原始腸管を生みだすことが主要な機能となって、そのほかの部分は経過的な構造体になりさがったということがおわかりいただけるだろう。

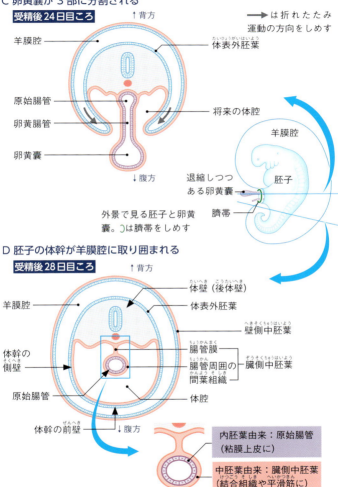

卵黄嚢の変化と
羊膜腔内に浮かぶようになる胚子（図4-3よりC、D図を再掲）

③臍帯の形成

　ここで下の図で緑色の輪でしめした部分をもう一度よく眺めてみよう。これは本章冒頭の模型でしめした写真4〜5の中で、指が作る輪に相当するものであるが、いずれは臍帯になる部分である。折れたたみ運動の進行とは、羊膜に包まれた臍帯を細く長くさせる営みでもあるため、胚子の外胚葉は臍帯も含めて体表を丸ごとすっぽりと包み込む体表上皮に変貌を遂げていく

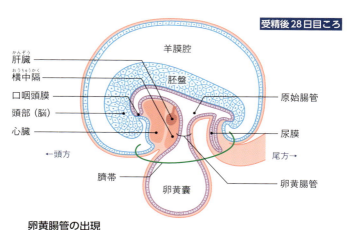

卵黄腸管の出現
（図4-2B図を再掲。臍帯を緑の線を追記した）

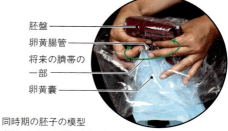

同時期の胚子の模型
（折れたたみ運動の経過〈その1〉・写真4より再掲）

ことになる。臍帯が長くなるにつれて、胚子は羊水を充満させた羊膜腔の袋の中（ここは実際にはクリーンだが、鬼がいても不思議ではない外界に相当する）にプカプカと浮かぶ存在となり、出産まではサカナのように水中生活を続けていくことになる（図4-4）。

胎生期には自らと母体とをしっかりと結び付ける、文字どおり命の絆であった臍帯は、生まれ落ちた瞬間にはすぱっと切り

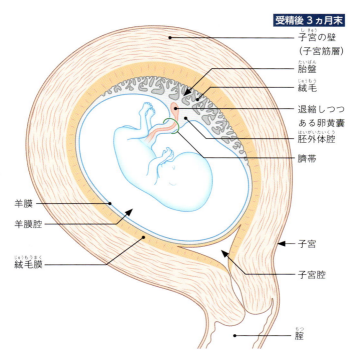

図4-4 子宮内で羊膜腔に浮かぶ胎児
臍帯が確立すると胎児は子宮内の羊膜腔の中に浮かぶようになる

離されてしまう。その切断部がおへそとしていま皆さんのおなかの真ん中に残っているであろう。これは、まさにお母さんのおなかの中で育ててもらった勲章として温存されているわけだが、よく見ると、おへその皮膚もしわくちゃになっていて、その昔、折れたたみ運動で厳しく締め上げられた面影をとどめている。

④折れたたみ運動と体腔の形成

最後に、折れたたみ運動の経過を壁側中胚葉と臓側中胚葉にはさまれたスペース（体腔という）に注目しながら、将来のへそより下の腹部で体幹を水平断した図4-5で見ていくことにする。

すでに中胚葉層でもっとも外側に位置する側板は隙間を作りやすい組織で、小さな隙間を相互に癒合させながら次第に大きなスペースに発展させるという特性を持っていることを紹介した（図3-29D）。その結果、一様だった側板の間に亀裂でも入るように背腹2葉に分離して、それぞれが羊膜腔と卵黄嚢の表面を包む胚外中胚葉に移行するようになる（図4-5A）。

こうして2枚に分離した側板のうち、側方で羊膜腔の表層に連続する層は壁側中胚葉、卵黄嚢に移行する層は臓側中胚葉とよんで、両者が体腔というスペースをはさんで対峙するのみならず、さらに周囲にまで目を向けるとこの体腔というスペースが羊膜腔と卵黄嚢をまるごと入れる大きな空間（図4-5Bで胚子の外周を取り巻く黄色でしめした部分）とも連絡してい

折れたたみ運動により、羊膜により取り囲まれ、将来真正の体腔となる胚内体腔と胚外体腔ができてくる。胚外体腔は臍帯内のわずかなスペースとなる。
胚盤の折れたたみ運動の方向を⟶でしめす

図4-5 体腔の変化（次ページ図）

第4章 折れたたみで胚子の形が変わる

A 胚子全体が胚外体腔に取り囲まれる　受精後22日目ころ

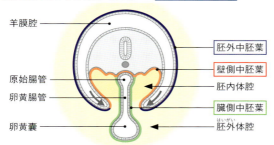

B 将来体腔となる部分ができる　受精後24日目ころ

C 真正の体腔ができあがる　受精後28日目ころ

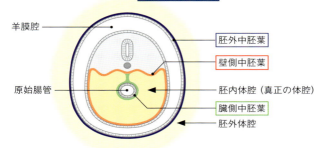

とにも気づかれるはずだ。この大きな空間は胚外体腔と称されるものだが、胚子の「体外」に「体内の空所」であるべき体腔というスペースがあることには、いささか奇異な印象を持たれたかもしれない。

　しかし、胚盤の折れたたみ運動がさらに進行するにともない、壁側中胚葉および臓側中胚葉の間にできた隙間は胚子の中に取りこまれる部分（胚内の体腔）と、そのまま外に放置された大部分（胚外の体腔）とに2区分されるようになってしまう。つまり折れたたみ運動によって体腔は胚内体腔と胚外体腔との2者に完全に分断されるようになり、胚内の体腔だけが真正の体腔として体内に広がって、その中に胃腸管（図外の胸部においては肺や心臓をも）を収納させるようになるというわけだ（図4-5C）。体腔と収納される消化管の変化についての詳細は「4-2 体腔と消化管の発達」で見ることになる。

4-1-2 5週から8週末までの外景の発達

　胚盤の折れたたみ運動が進行する経過で、胚子は外形も大きく発達させてくるので、その様子を見ていくことにする。

　胚盤の折れたたみ運動は受精後4週末までには一段落する。この段階まで進行してくるとこれまで円盤状だった胚子は筒状を呈して、頭、背中、腹、尾部が明瞭になるとともに、体軸が強くC字形に湾曲していて、頭殿長（CRL）は5mmにもおよばない小さなものながら、その腹部から臍帯が伸びでて胎盤とつ

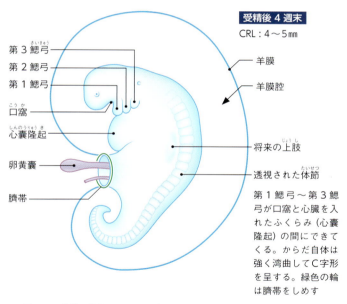

受精後4週末
CRL：4〜5mm

第3鰓弓
第2鰓弓
第1鰓弓
口窩
心嚢隆起
卵黄嚢
臍帯

羊膜
羊膜腔
将来の上肢
透視された体節

第1鰓弓〜第3鰓弓が口窩と心臓を入れたふくらみ（心嚢隆起）の間にできてくる。からだ自体は強く湾曲してC字形を呈する。緑色の輪は臍帯をしめす

A図では、羊膜の輪郭をしめし、次ページのB〜D図では羊膜を除去して胚子だけをしめしてある

図4-6　鰓弓が出現する頃の胚子の外景

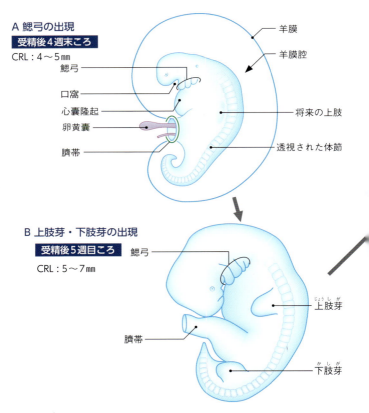

図4-7 胚子の外景の変化（A図は図4-6より再掲）

ながり、胚子自体が羊膜腔の中に浮くような状態になる（図4-6）。

　受精後5週目になると体軸は大きく湾曲して、側方から見るとアルファベットのC字形を呈するようになる。将来の上肢（上肢芽）、下肢（下肢芽）も見えてくる（図4-7B）が、まだ単なる突出物で、指はおろか、肘や手首の見分けもつかない。

第4章 折れたたみで胚子の形が変わる

C 脳胞の発達と眼球の出現
受精後6週目ころ
CRL：約15mm

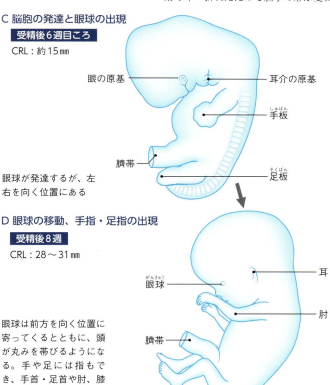

眼の原基
耳介の原基
手板（しゅばん）
臍帯
足板（そくばん）

眼球が発達するが、左右を向く位置にある

D 眼球の移動、手指・足指の出現
受精後8週
CRL：28〜31mm

眼球（がんきゅう）
耳
肘
臍帯

眼球は前方を向く位置に寄ってくるとともに、頭が丸みを帯びるようになる。手や足には指もでき、手首・足首や肘、膝のくびれも明瞭になる

　受精後6週目になると、脳が発達してくるため、頭が次第に丸くなるとともに、眼球の発達が顕著である。上肢の先にはキャッチャーミットのような形をした手板ができてくるが、指の発達はまだ進んでいない（図4-7C）。
　受精後8週末にはCRLが3cmほどに発達し、四肢も成体とほぼ同じ形状になり、小さな赤ちゃんが完成する（図4-7D）。

4-2 体腔と消化管の発達

いま、わたしたちのからだには体腔という大きなスペースがあって、そこに心臓や肺、消化器官など重要な内臓諸器官を収納している。もともと、体腔は中胚葉の中に生まれた隙間なのだが、複雑に形状を変化させながら次第にそのスペースを拡大させてきたものである。

隙間作りを意地悪い見方をすれば、あんこの中に空所を設けて、それにより少ないあんこで饅頭をやたらに大きく見せかけるといった、上げ底作戦のようにも見て取れる。しかし、好意的な目には、体幹部にあって終生にわたって活動し続ける重要な内臓群が、相互に擦られて摩滅される危機から防護するための窮余の一策だと見えてくる。本項では体腔の発達と、並行して進む胃腸管の発展を見ていくことにする。

4-2-1 分離した側板の間から生じてくる体腔

前項の「4-1 胚子全体の形状変化」では胚盤の折れたたみ運動を中心にして、胚子の外景変化の様子を見てきた。それにより、できあがった胚子では、外胚葉に由来する体表がからだの表面をすっぽりと包み込んで、その中に内胚葉による原始腸管が筒のように突き抜け、これら2層の上皮にはさまれた狭間には中胚葉に由来する間葉組織が薄皮饅頭のあんこのように充満している。これが基本的なからだの成り立ちであることをご理解いただけたであろう。

しかし、中胚葉層の形状についてもう1つ付け加えておきたいことがある。それは胚子のからだにあって、中胚葉の層が間葉組織で完全に充満されているかといえば、決してそうではなく、その中に体腔という大きなスペースを内在させていること

第4章 折れたたみで胚子の形が変わる

胚子の中に体腔が生じる前
受精後22日ごろ

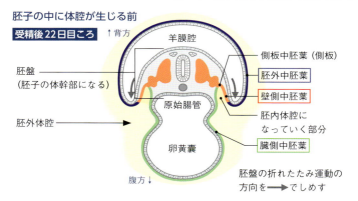

胚子の中に真正の体腔ができあがる
受精後28日ごろ

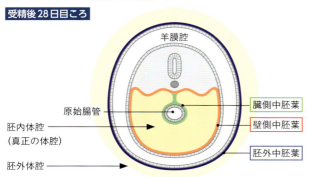

体腔の形成と中胚葉の変化（図4-5よりA、C図を再掲）

だ。そこで体腔の成り立ちを見るために、今度は視点を変えて、三層性胚盤の時代で中胚葉層のもっとも外側に位置する側板を中心にして、中胚葉領域が見せる変化を眺めることにしよう。それにより外景を変化させながら、からだの内部でもダイナミックな変貌が進行していることがわかってきて、からだ造りの妙技に新たな感動が生まれてくるはずだ。

①折れたたみ運動と体腔

　これまで説明してきたように、胚盤の折れたたみ運動は、羊膜腔が胚盤の周囲に深く切り込んでいって、胚子のからだが筒状になっていく経過である（図4-8B、C）。深く切り込まれた羊膜腔の折れ返り部（下の図参照）で緑色の輪で囲った部分に相当）は、胚盤の縁をひもで締めるかのように縛り上げて、臍帯を作るようになる。この運動の進行にともない、体腔自体も体外に取り残された部分と、体内に閉じ込められたものに2区分されるようになることはすでに前項で見てきた。

　こうして、体内に閉じ込められた大きな隙間、つまり胚内体腔が完成することになる。胚盤の縁を締め上げる運動によって、体腔ばかりではなく、卵黄嚢も体内に残る原始腸管と胚子の体外に取り残された卵黄嚢部分とに2区分され、この両者は卵黄腸管でつながれるようになる。そのため、体腔は必然的に原始腸管、つまり将来の消化管をその中に収納するという関係が生まれてくる（図4-8C、D）。

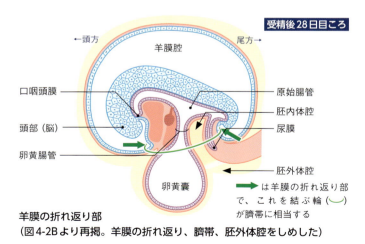

羊膜の折れ返り部
（図4-2Bより再掲。羊膜の折れ返り、臍帯、胚外体腔をしめした）

第4章 折れたたみで胚子の形が変わる

A 胚盤の3層性が完成した頃　受精後19日目ころ

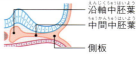

三層性胚盤の中胚葉をしめす。側板に隙間ができてそれが次第に拡大していく

B 羊膜腔が左右から胚盤を押し込める　受精後22日目ころ

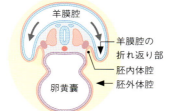

胚子のへそを含む高さで水平断した断面図。側方からの折れたたみ運動が進行（⟶の方向）して、羊膜腔の折れ返り部分が次第にせばまってくる。それにともない、体腔の一部が胚子の体内に取り込まれる

C 卵黄嚢が3部に分割する　受精後24日目ころ

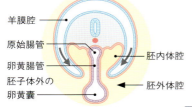

折れたたみ運動がさらに進行すると、体腔は胚子の体内に取り込まれた部分（胚内体腔）とそのほかの部分（胚外体腔）に区分される。同時に卵黄嚢は胚子の体内に取り込まれた原始腸管、胚子の体外にはみでた部分、両者をつなげる卵黄腸管に3分される

D 胚子のからだが羊膜腔に浮く　受精後28日目ころ

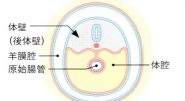

折れたたみ運動が完了した段階の胚子を臍部よりやや下で横断した図。胚子の体内に体腔が広がり、その中を原始腸管が頭尾方向に走行している

図4-8　胚盤の折れたたみ運動と体腔の変化
A～Dとも、胚子の腹部を横断して、その断面を見た図

②体腔の発展と腸間膜の形成

体腔が形成される過程を、壁側中胚葉と臓側中胚葉およびその両者の移行部の変化に注目しながら、見直してみよう（図4-9）。この図でオレンジ色でしめされているのが壁側中胚葉である。図4-9右側の図をご覧いただけば、壁側中胚葉は体幹の腹側面である腹壁を裏打ちし、また背側の後体壁を前方（腹側）からカバーしている層だということがわかるだろう。

一方、図4-9で緑色でしめした臓側中胚葉は卵黄嚢を包む被膜である。だから胚盤の折れたたみ運動にともなって卵黄嚢の一部より原始腸管が生まれてくると、臓側中胚葉はこれを外側からカバーして、腸管壁に結合組織や平滑筋の成分を供給する役割を担当するようになることが了解できるはずだ（図4-10）。そのため、原始腸管は外壁に臓側中胚葉の成分をまとって真正の腸管へと発展する素地が生まれてくることが見て取れるだろう。また、原始腸管を後体壁につなぎ止めておく部分は腸間膜とよばれて、この腸間膜のもっとも背側の部分で、壁

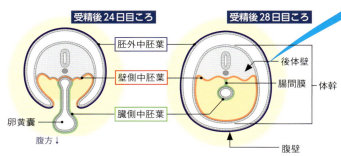

図4-9　壁側中胚葉と臓側中胚葉の変化

胚盤の折れたたみ運動で体腔が生まれてくる経過を壁側中胚葉　　と臓側中胚葉　　に注目した図。折れたたみ運動の完了により、壁側中胚葉は体腔を裏打ちする層になり、臓側中胚葉は腸間膜と原始腸管を包む中胚葉に変わっていく。両者の移行部が腸間膜根といわれる

側中胚葉が臓側中胚葉に移行する部分を腸間膜根といって、腸間膜の起始部だと見ることが可能である。

　腸間膜とは左右２枚の臓側中胚葉が腸管の背側で密接したもので、これにより胃腸管を後方の体壁（後体壁）から宙づりにする装置と見ることができるし、後体壁につなぎ止める装置と見てもよい。また、血管や神経を胃腸管に導入させるルートになってもいるわけだ（図4-10）。

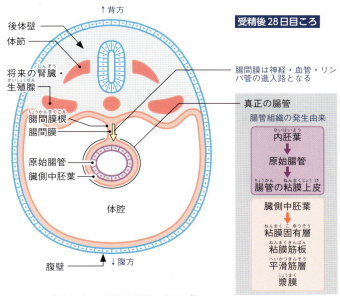

図4-10　胚子に見る体腔と腸管、腸間膜

胚子の腹部（臍帯よりやや下方）を横断し、羊膜腔を取り除いて胚子の断面を見た図。内胚葉に由来する原始腸管の周囲に臓側中胚葉が覆いかぶさって、真正の胃腸管ができあがる。この中胚葉より消化管壁を取り囲む結合組織や筋層が生まれる。神経堤細胞に由来する神経組織も腸間膜を経由して胃腸管の壁に棲みつくようになる。胃腸管を支配する動脈・静脈やリンパ管も２枚の腸間膜の間がその通路となる。⇨はそれらの進入路をしめす

さらには、次の段階として胃腸管が長軸方向にいちじるしく伸長して大きくとぐろを巻くようになるというモーメントもある。それにあたっても、腸間膜を引き連れたままのねじれ現象が発生する。そのため、胃腸管と腸間膜の関係は非常に複雑になってくるものの、腸間膜が胃腸管を後体壁に結び付ける構造であるとの原則にはなんら変わることがない。

　これまで、胃腸管の間膜を腸間膜という用語で説明したが、厳密を期すなら胃を後体壁につなぎ止める間膜は胃間膜、小腸に関連するものは小腸間膜、結腸に関連するものは結腸間膜など、つなぎ止める器官に応じて詳しく名前が付けられていることも追加しておかねばならない。

4-2-2　胃腸管の伸長と壁の発達

　内胚葉の上皮が作る管、つまり原始腸管の周囲に中胚葉に由来する組織で衣をかぶせてできあがった胃腸管は、腸間膜で後体壁から宙づりにされて体腔の中を長軸方向に貫通しているのがその基本的な形である。ところで、これまでは原始腸管がまとう衣を臓側中胚葉として説明してきたが、この頃の中胚葉成分には94ページ「3-2-1　外胚葉は中枢神経系を生みだす」で紹介した神経堤細胞も混じり込んできている。そのため中胚葉組織という用語では不十分なので、間葉組織という用語に置き換えて説明を続ける方が適切である。ここでは胃腸管の発達として、胃腸管が頭尾方向に伸長することと、壁自体の発達との2つの局面について見ていくことにしよう。

①胃腸管の伸長と各部域の特殊化

　頭尾方向に長くなった胃腸管は頭方から尾方に向けて、前腸、中腸、後腸の3領域に区分することができる。中腸は卵黄

第 4 章 折れたたみで胚子の形が変わる

受精後 17 日目ころ

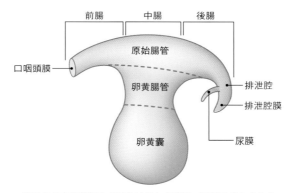

胚子から内胚葉部分だけを抽出した略図。胚盤の折れたたみ運動の結果、内胚葉は胚子の体内に取り込まれた原始腸管と元来の卵黄嚢部分、両者をつなげる卵黄腸管に 3 区分されるようになる

図4-11　内胚葉から生まれてきた原始腸管

腸管に直面する部分で、それより頭側を前腸、後方を後腸と区分している。前腸の最頭端は口咽頭膜で塞がれていたが、これが破れて口とつながるようになることはすでに見てきた。同様に後腸の最尾端は排泄腔膜で外界から遮断されていたが、この膜も破れて後腸は外界につながるようになる。こうして口の穴から尻の穴までをつなげる原始的な消化管が胚子の長軸を貫通して、まるで 5 月の空を泳ぐ鯉のぼりのようなものができてくる（図4-11）。

次に、図4-12を参考にして、原始腸管の各部を頭方から順に見ていくことにしよう。

前腸は頭方と尾方の 2 部分に細区分されるが、そのうちの頭方部は咽頭腸ともよばれ、ヒトでは顎から咽頭までの消化管初

発部にあたり、この部分にサカナでいえばエラに相当する器官ができてくる(「第9章 ヒトのからだにサカナ時代の遺構 9-1-1 ヒトにもエラがある」参照)。咽頭腸の最末端部から、将来の喉頭、気管、肺に向けて発達する芽組織(肺芽という)も腹側に向けて生まれてくる。それに続く部分は前腸の尾側で食道、胃、十二指腸前半部となっていく部分である。前腸と次の中腸との境界部から、肝臓や膵臓の芽組織も生まれてくる(図4-12)。

中腸ははじまりの段階では卵黄嚢に直面する短い領域であるが、急速に長軸方向に長くなるという特徴を持ち、ここから十二指腸後半部、小腸、上行結腸、横行結腸の右側5分の3ができてくる。後腸はそれ以降の腸管部分で、横行結腸左側5分の2、下行結腸、S状結腸、直腸、および肛門の上部を生みだすようになる。また、後腸の最尾端はゆるい膨大部を作っていて、この部を排泄腔とよんでいるが、この出口を塞ぐのが排泄腔膜であることはすでに紹介したとおりである。排泄腔膜はまもなく破綻するので、その時点で"鯉のぼり"が完成することになる。

受精後3週頃の胚子では、後腸から腹側に向けた突起がでていて、尿膜とよばれるものである(図4-12)。尿膜は発生の進展にともない、膀胱や尿道、女性では腟の成分となる。そのため、この時期の排泄腔には消化管からの老廃物、つまり糞に加えて、尿に相当するものも排泄されてくるという構造になっていることにも注目いただきたい。排泄腔という用語には糞も尿も一緒にして排泄される場所という意味が込められている。しかしこれは一時的なもので、からだ造りの進展にともなって、排泄腔自身が前後の2部屋にわけられて、前方は尿路、後方は糞便の通る道になる。その結果、排泄腔膜も2区分されるようになり、尿路を塞ぐ膜と糞便の出口を塞ぐ肛門膜とになるが、

第4章 折れたたみで胚子の形が変わる

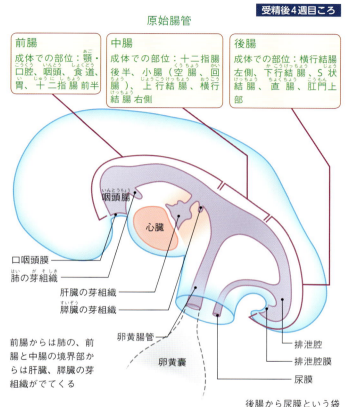

図4-12　原始腸管とその3区分をしめした略図

原始腸管は頭方から尾方に向けて3部が区分される。中腸は卵黄腸管に直面していた部分で、これより頭側が前腸、尾側が後腸である。最頭側端は口咽頭膜、尾側端は排泄腔膜で塞がれているが、両者が破綻するため、やがて原始腸管は鯉のぼりのような1本の管になっていく

後腸から尿膜という袋が将来の臍帯の中に向けて伸びでている。尿膜は膀胱、尿道、女性ではさらに子宮腔部の発生に関係するものである

前腸 成体での部位：顎・口腔、咽頭、食道、胃、十二指腸前半

中腸 成体での部位：十二指腸後半、小腸（空腸、回腸）、上行結腸、横行結腸右側

後腸 成体での部位：横行結腸左側、下行結腸、S状結腸、直腸、肛門上部

受精後4週目ころ

前腸からは肺の、前腸と中腸の境界部からは肝臓、膵臓の芽組織がでてくる

肛門膜が破綻することによって、腸管は鯉のぼりのようになるというわけだ。

②中腸ループの回転と腸間膜

卵黄嚢に直面する部分の原始腸管に由来する胃腸管は、中腸と区分される領域になる。中腸では腸管自体が急速に伸長し、受精後4週頃になると、臍部に向かうループを作るようになってくる。これを中腸ループという（図4-13）。

この中腸ループがさらに伸長するためついには腹腔の中には収納しきれず、一部は臍帯の中にまではまり込んでくるという状態になるばかりか、中腸ループを回転させるという必要に迫られてくる。腸管が臍帯の中にはまり込んでくる現象は臍帯ヘルニアといわれるが、発生の過程で一時的に起きるヘルニアは決して病的なものではないため、とくに生理的ヘルニアとして、病的なものと区別されている。

中腸ループの回転は、中腸に栄養を送る将来の上腸間膜動脈という動脈を軸にして、中腸ループを前方（腹側）から見て反時計方向に270度もグルッと回転させるというできごとである

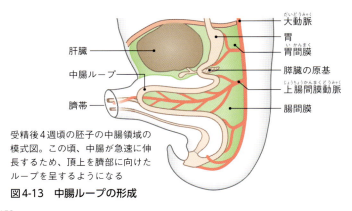

受精後4週頃の胚子の中腸領域の模式図。この頃、中腸が急速に伸長するため、頂上を臍部に向けたループを呈するようになる

図4-13　中腸ループの形成

第 4 章 折れたたみで胚子の形が変わる

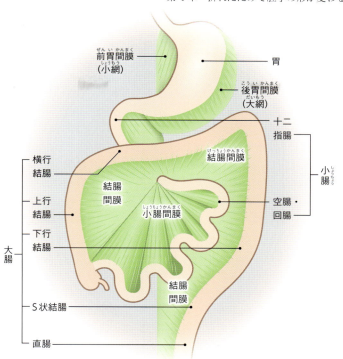

さらに伸長が増すと中腸ループは前方から見て反時計方向に4分の3回転（270度）するようになる。このとき、上腸間膜動脈を回転軸にするとともに、腸間膜も引き連れて回転が進行するその結果、上行結腸、横行結腸、下行結腸の順に小腸の周囲を走行するようになり、成体における腸管の配置（右下の図）が完成する

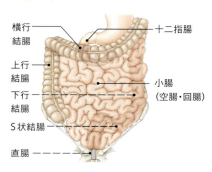

図4-14 中腸ループの回転

が、この回転が起きる頃には体幹の成長も進行するため、臍帯ヘルニアの状態は改善するようになるが、回転した腸ループの位置はそのまま維持されていく。

こうして、小腸が腹腔の中心部分でうねうねと曲がりくねるのに対して、結腸の方は小腸を囲むように体腔の右側（自分のからだで）から上行結腸、腹腔の上部で胃の前面を右から左へ横走する横行結腸、そして左側を下に曲がって降りていく下行結腸、さらに左側から正中部へS字状に曲がって直腸につながるS状結腸の位置が確定し、この状態は成体にまで踏襲されている（図4-14）。

中腸ループの回転にあたっては、ループを後体壁につなぎ止める腸間膜も一緒になって回転する。そのため、腸管ばかりではなく、腸間膜にも大きなねじれが生まれて非常に複雑な形状をしめすようになる。それに加えて、もう1つ重要なプロセスがある。それは、十二指腸と上行結腸、下行結腸の部分は後体壁に押し付けられるために、これらの腸管部分では腸間膜は消失して、腸管前面だけが後体壁前面を覆う腹膜で押さえ付けられて、後体壁に固定されてしまうという事象である。

このとき、十二指腸から出芽して2層の間膜の間に発育していった膵臓も十二指腸と行動をともにして、後体壁に埋没される器官になっていく（「5-1-5 外分泌と内分泌を実行する膵臓」参照）。このように腸間膜を失って後体壁に固定された腸管部分は可動性もなくなってしまい、成体では後腹膜器官と総称されるグループに含められるようになる（図4-15B）。

このように腸間膜の一部は消失するが、残存している部分では腸管の栄養を担当する血管やリンパ管、神経の交通路となっている。胃間膜の場合、肝臓と胃をつなぐ前胃間膜（小網ともいう）と胃を後体壁につなぐ後胃間膜（大網ともいう）があるが（図4-14）、この後胃間膜は胃の大弯側から大きく張りだしたポケット状の構造を形成している。

第 4 章 折れたたみで胚子の形が変わる

A 腸管が腸間膜で後体壁につながる

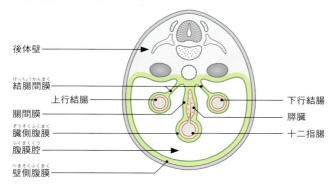

中腸ループの回転により腸管各部は腸間膜で後体壁につなげられるようになるが、固着されていない。また膵臓は十二指腸の腸間膜内に発達してくる

B 十二指腸、上行結腸、下行結腸、膵臓の腸間膜が消失

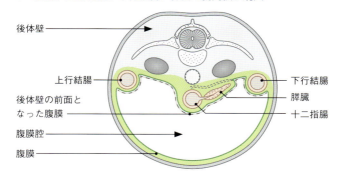

十二指腸、上行結腸、下行結腸が後体壁に押し込まれて腸間膜を失う。それによりこれらの器官は後体壁に固定されて可動性を失う。膵臓も十二指腸と行動をともにする。これらの器官を、後腹膜器官という

図 4-15　十二指腸、上行結腸、下行結腸、膵臓の後体壁への埋没

小腸間膜、横行結腸間膜、虫垂間膜、S状結腸間膜は原型をとどめた腸間膜として成体にも立派に存在し、腸間膜で後体壁につながれた腸管部分は後体壁に固着されていないため可動性を持っている（図4-15A）。

③胃腸管壁の発達
　どんどん伸長している頃の胃腸管を輪切りにした断面を見ると、食物が通過する中央の内腔を囲んで、原始腸管に由来する内胚葉上皮（将来の粘膜上皮）、間葉組織に由来する層（粘膜固有層、粘膜筋板、粘膜下組織、筋層になる）、それと間葉組織が上皮化して生まれた中皮（漿膜といってもよい）の3層構造から成り立っている。生い立ちを勘案すると3層構造だが、間葉由来の層がさらに分化を遂げるので、成体の腸管では粘膜（粘膜上皮と粘膜固有層、粘膜筋板）、粘膜下組織、筋層、漿膜の4層構造として説明されることが多い（図4-16）。

　腸管の最内層である粘膜上皮の細胞は局所ごとに落ち込んでたくさんの腺組織を作り、これらは各消化器官の機能発現のうえできわめて重要なものである。消化管の壁にできる腺組織は壁の中にとどまるばかりではなく、壁を突き抜けて消化管の外に向けて発達するものもあり、この例として肝臓、膵臓、唾液腺があげられる。こうした腺組織の生まれ方については「5-1 上皮シートの陥没で生まれる器官群」で見ることにする。

　消化管の壁を作る間葉組織の中には平滑筋や結合組織も発達してくる。平滑筋ができてくると、それに指令を送る神経系や栄養を与える血管系も発達しなければならない。つまり原始腸管という上皮細胞からなる単純な筒は、周囲の間葉組織をいわばマントのように重ね着することによって、外景ばかりではなく、壁の構造の特殊化も図りながら胃や小腸、大腸といった個々に特有の機能と形状を持つ消化器官群に向けて変貌を遂げ

第4章 折れたたみで胚子の形が変わる

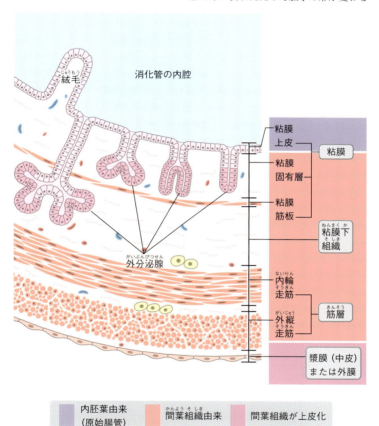

図4-16 消化管壁の構成とその由来

食道から直腸に至るまでのすべての消化管の壁は粘膜、粘膜下組織、筋層、漿膜または外膜の4層構造をなしている。粘膜の最内層である粘膜上皮だけが卵黄嚢の壁である原始腸管（内胚葉）に由来し、ほかのすべての層は臓側中胚葉に由来する。消化管壁の神経組織は神経堤細胞の遊走による

ていくことになる。消化管の壁に進入する神経組織は神経堤細胞に由来するものであるが、これらについては「6-2 神経堤細胞は神経細胞の弟分」で改めて見ることになる。

4-2-3　隙間は胸部にもできる

　成体の胸部には、左右に各12本ある肋骨が囲む胸郭という籠(かご)のような構造がある。肋骨を切る特殊なはさみを使って側胸部で肋骨を切り進めて、前胸壁を丸ごと取り除いて胸郭を開放するというバーチャル解剖をしてみよう（図4-17）。するとそこには肺が露出されてくる。左右の肺にはさまれた領域には心囊という袋もあって、その中に心臓が収まっている。

　気管が左右に枝分れして気管支となって肺に入っていくあたりを血管や神経ともども切断すると、1個の肺を丸ごと取りだすことができる。すると取りだした後には胸膜腔という大きな洞穴が残る。当たり前のようだが、こうすることにより肺が胸膜腔の中に収まっていたことを得心できるものだ。

　心囊を切り開いてあらわになった心臓についても、それに出入りする大動脈や肺動脈、大静脈、肺静脈を切断すると、心臓が切りだされ、ここにも大きな洞穴がでてくる。心臓を入れていた心膜腔だ。これらの空所の内壁および肺や心臓の表面を指で触れてみるとつるつると滑らかで、これが中皮という細胞層で覆われた漿膜の持つ特性だということもわかる。この感触は先に述べた腹膜腔の場合でも同じである。

　腹膜腔の中を漿膜や腸間膜を携えた消化管が貫通しているのと同様に、胸膜腔の中には消化管からふくらみでた肺（「5-1-4 肺や肝臓も外分泌腺の仲間」参照）が、まるで出店でも作ったかのようにはまり込んでいて、風船のようにふくらんだりしぼんだりしている。気管支や肺胞の中も鬼が住む体外であること

第4章 折れたたみで胚子の形が変わる

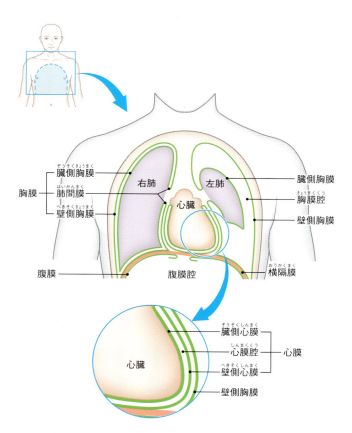

胸部には胸膜腔と心膜腔とよばれる2つの体腔があり、それぞれの中に肺と心臓を入れている。左肺では胸膜腔をより明らかにするため肺を虚脱させてある。いずれの体腔も横隔膜によって腹膜腔から仕切られている

図4-17　胸部にある体腔、胸膜腔と心膜腔

を思い起こしていただけば、腹膜腔に収まる消化管の場合と変わることはない。

まだ説明はしてはいないが、心膜腔についても、その中を心臓が大血管を経由して貫通していると理解することができる。心臓や血管の中は血液が流れていて、決して体外とはいえないのだが、取りあえずは「中の中は外」という論法をここでは鵜呑みにしておいていただきたい。

ここまで読み進めてこられると、四肢や頭頸部を除いたからだの本体部分、つまり体幹には3個の大きなスペースがあることをご理解いただけたであろう。

しかし、胚子期に遡るなら、はじめに中胚葉層の中に体腔という大きなスペースが1個だけあったのが、発生の過程で横隔膜によって胸膜腔と腹膜腔の2ヵ所に分断され、胸膜腔の方には、さらに肺と心臓とを隔てる隔壁（胸心膜）が生まれ、これによってあたかも左右から引かれた2枚のカーテンが閉じるように、胸膜腔と心膜腔が分離してきたと見るべきである。

だからこれら3個の部屋の内壁を裏打ちするものはいずれも壁側中胚葉の由来であり、その中に収納される心臓や肺、胃腸管をすっぽり包む被膜は臓側中胚葉に起源を求められることも了解いただけたであろうか。

そのようなわけで心膜腔、胸膜腔、腹膜腔の3者をまとめて体腔と総称することを改めて確認しておきたい。

4-2-4 体腔が果たす役割

これまで、胚盤の折れたたみ運動における中胚葉、とくに側板が営むからだ造り運動という観点で体腔を眺めてきた。ひるがえって、完成したからだでは体腔とはどのような機能を営むものなのであろうか？

下等な動物では体腔は老廃物を排泄する場であった。しかし、わたしたちヒトのからだでは老廃物を排泄する器官として立派な腎臓や尿路があるため、体腔は老廃物の排泄とは直接の関係はなくなってしまい、それに代わり可動性の大きな器官を入れる収蔵庫にしてしまったというわけだ。

　心膜腔の中の心臓はいうまでもないが、胸膜腔の中にある肺も絶えずふくらんだりしぼんだりと激しい運動をおこなっている。小腸もあまり実感はないものの蠕動運動を繰り返しながら、食物を先へ先へと送りだしている。もしこうした器官が体腔ではなく体壁の組織の中にぴっちりと埋め込まれていたとするならば、周囲の組織により圧迫され、また摩擦も発生して運動が大幅に制限されてしまうおそれがある。

　そこで生体が生みだした知恵は漿膜に囲まれた洞穴の中に、これまた漿膜で包まれた器官を収納するという手立てである。そのうえ、この洞穴の中に少量の潤滑液を入れておけば、摩擦熱の発生も防止でき、内部の器官の円滑な活動が確保されるであろう。

　先におこなったバーチャル解剖で中皮の面がしめす滑らかな感触を体感したが、その滑らかさこそが、生涯にわたって臓器が摩耗することなく、快適に運動できる要因だったということになる。新しい機能が付加されて、それによりワンランク高度な活動が保証されている。決してからだを大きく見せるために、上げ底作戦をやっているわけではないことが読み取れる。

第5章
凸凹が生じて器官ができる

　ここまでからだを非常に単純化して薄皮饅頭とかラグビーボールにたとえて話を進めてきたが、実際のからだは決してそんな単純なものではないことはご承知のとおりである。たとえば「3-2-1　外胚葉は中枢神経系を生みだす」では、中枢神経系のもとになる神経管が、上皮のシートが筒状に変形してスポンと体内に落ち込んでしまったところを見てきた。そうかと思うと手や足はラグビーボールや薄皮饅頭から突きだしてきたものである。いろいろな器官を眺めていくと、わたしたちのからだがラグビーボールや薄皮饅頭のような単純化した原則を維持しつつも、凸や凹を作りながら複雑に発展させてきたものであることが見えてくる。いずれの場合も、表面の上皮細胞群がその直下の間葉組織との間で相互作用を営む結果、細胞の分裂、増殖が進行して、間葉層に落ち込んでいって凹になるか、あるいは外に向けて大きく飛びだして凸を作るかの違いだということができる。

　そこで本章では上皮層から陥没することによって生まれる器官の代表例として外分泌腺の生まれ方を見るが、外分泌腺には肺や肝臓といった大きな器官も含まれるので、これらを一括りにして見ていきたい。また逆に上皮層から飛びだす代表例は手足とその先にある指であろう。これらの体表から落ち込んでできる器官や飛びだしてできる器官群というカテゴリーで器官形成の様子を見ていくことにする。

5-1 上皮シートの陥没で生まれる器官群

すべての細胞はなんらかのかたちで、自らが産生した物質を細胞外へ放出している。からだの中には相当量の腺組織が用意されているので、その総体として、1個体が発揮する分泌機能は相当大きなものになるはずだ。体表には無数の汗腺や脂腺があり、消化管の壁にも一面に腺組織が敷き詰められている。そればかりか個々に散らばるだけではなく、巨大な器官となった腺組織もある。こうした大量の腺を作るにあたって、からだでは増殖した上皮細胞群を常に間葉層に陥没させていることが大きな特色である。

5-1-1 上皮シートにできた小さな陥没

体表、たとえば手のひらの皮膚をそのまま睨んでいても見えてくるわけではないが、倍率の高いルーペで覗き込むと小さな穴がたくさんあいていて、そこから汗の小さなしずくがほとばしりでてくる様子が見て取れる。汗腺の出口である。

汗腺を顕微鏡で拡大してみると、表皮から連続する細胞（つまり上皮細胞）が管になって間葉組織の中に落ち込んで、その行き止まりの部分に汗を分泌する細胞群が棲んでいる。一番奥に鎮座する汗を分泌する細胞群（この部を分泌部という）が筒状の導管によって皮膚の表層とつながっているというわけだ（図5-1）。

これは単純な外分泌腺の例だが、実際には導管が枝分れしたり、分泌部が大きくふくらんで、さらに枝分れするなど、非常に複雑な形状を呈する場合が多い。どのように複雑な形状をしめしても、外分泌腺が上皮層と連続していて、上皮の派生物であるという基本的な事実にはなんら変わりはない。つまりシー

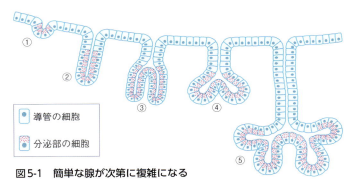

図 5-1　簡単な腺が次第に複雑になる

腺は上皮細胞の間質への落ち込みとして生まれてくる。先端部（分泌部という）とそれを体表につなげる導管との 2 部構成になっている。分泌部も導管も枝分かれによって次第に複雑で大型の外分泌腺になっていく。汗腺（②のタイプ）は枝分かれもなく、もっとも単純な外分泌腺である

トの上皮が真の体内に向けて落ち込んで、一部の細胞が分泌能を増大させたというわけだ。このような外分泌腺は体表にとどまらず、口から直腸に至る胃腸管の粘膜にも無数にあるし、また鼻から肺胞に至る、空気の通路である気道の粘膜にもたくさん分布していて、粘液や消化酵素を分泌している。それ以外にも、尿や精子・卵子の通路（それぞれ精管、卵管）にも粘液を分泌する細胞があって、その中を流れる内容物が渋滞することなく、滑らかに通過できるよう補佐する働きを営んでいる。

5-1-2　腺とはなにか

これまで腺とか分泌腺という用語をなんの説明もなく使用してきたため、いささか腑に落ちない思いで読み進めてこられた方も多いのではないかと思う。そこで腺というものについて、

少し詳しく説明しておきたい。

あらゆる細胞は外部からなんらかのものを取り込んで、それに細胞内で分解や合成の処理を加えて、細胞の外に放出している。これは細胞の生きている証ともいうべき基本的な営みで、ちょうどわたしたち個体が食物や酸素を取り込んで、老廃物や二酸化炭素を排出しているのと、ぴったり符合する。

一方、細胞の中には分子量の小さな物質を取り込んで、それをもとに高分子物質を合成して、外に放出する機能を非常に旺盛にするべく分化を遂げたものがある。こうした細胞は、その

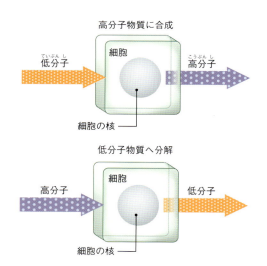

図5-2 分泌細胞
すべての細胞は分子量の小さなものを取り込んでこれを高分子物質に合成して細胞の外に放出したり、逆に高分子物質を取り込んで、これに分解処理を施して細胞の外に放出している。前者の機能を旺盛に実行するように分化した細胞を分泌細胞とよんでいるが、腺とは分泌細胞が集積して作り上げる構造体である

第5章 凸凹が生じて器官ができる

機能から分泌細胞とよばれる（図5-2）。

　上皮細胞が作るシートの中には、分泌細胞が孤立して混じっている場合が散見される。たとえば、胃腸管などの粘膜とよばれる上皮には粘液を分泌する細胞（その形状がワイングラスに似ていることより杯細胞の名前もある）が無数に散らばっている（図5-3）。こうしたものは特別な構造を作るわけではなく、単独で機能している。そのためもっとも単純な外分泌腺ということができる。

　もっともっと分泌機能を高揚させるという要求があるなら、

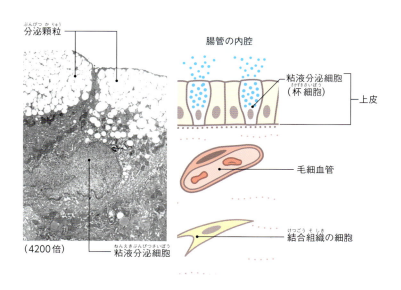

図5-3　粘液分泌細胞の電子顕微鏡像と杯細胞を含む上皮の模式図

分泌細胞は数をどんどん増すばかりか、上皮の層から間葉組織内に向けて落ち込んで（図5-4②）、一番奥まったところに集団をなして定置するとともに、分泌細胞からの分泌物を体外に運びだす管を設けて、分泌部と導管との2部分からなる構造体を作るようになる（③）。相互に協働して分泌機能をさらに増強させるように作り上げたこの構造を腺とよんでいる。

　ところが、腺によってはこの導管を消滅させてしまって、分泌部だけを残存させるものもある。すると分泌部の細胞が作った分泌物は行き場を失って、止むなく細胞の周りに吐きだされてしまう。これではあまりにもったいないというわけで、こうした分泌細胞の周囲には毛細血管が非常によく発達してきて、分泌物のすべてを血液の中に回収して全身を巡るようにしてやる。こうした導管を失った分泌腺は内分泌腺とよばれ、そこからの分泌物はホルモンと総称される重要な物質である（④）。下垂体、甲状腺、副腎が内分泌腺を持つ代表的な器官としてあげられる。内分泌腺が分泌物を体内に向けて送りだすという特徴を持つゆえに、導管を経由して分泌物をからだの外（つまり鬼が徘徊する外界）に放出する外分泌腺と区分しているわけだ。

　こうして生まれてきた外分泌腺は、汗腺や消化管の壁の中に埋まる顕微鏡的なものばかりではなく、1つの独立した器官として大きく発展した耳下腺、顎下腺、舌下腺といった唾液腺のほか、膵臓や肝臓をもあげることができる。また、にわかには信じがたいかもしれないが、肺も外分泌腺に含めて考えることができる。気管や気管支、細気管支が導管で一番奥に鎮座する肺胞が分泌部になって、二酸化炭素を分泌していると考えれば矛盾がないだろう。次節では独立した大型外分泌器官として、肺と肝臓、さらには膵臓の生まれ方を見ていくことになる。

　精巣や卵巣といった生殖腺の場合、性ホルモンを産生してそ

れを血液に送るという観点では紛れもない内分泌器官であるが、精子や卵子を産生して導管に向けて送りだす、と考えれば立派な外分泌腺だということができる。見方によりいろいろと比べられるのがからだの面白いところでもある。

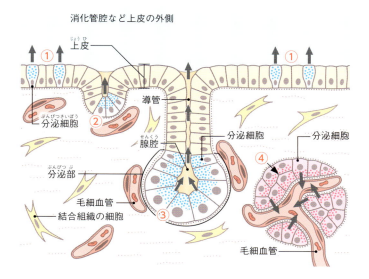

図5-4　腺組織は上皮の派生物

上皮細胞のうち、分泌機能が旺盛になったものは分泌細胞とよばれ（①）、さらに大量の分泌物を放出すると、分泌細胞が集まってきて上皮層から陥没して腺を形成し（②）、さらに陥没が大きくなって終末端で分泌物を作る分泌部と、体表に向けて運ぶ導管との2部構成を持つ外分泌腺が生まれてくる（③）。中には二次的に導管が失われ、分泌物を体内に向けて放出するものもある（④）。これは内分泌腺とよばれ、分泌物はすぐ血管に入って、全身を巡るようになる。➡ は分泌物を分泌させる方向、分泌細胞内の●は外分泌腺の分泌物、●は内分泌腺の分泌物をしめす

5-1-3　上皮・間葉相互作用で生まれる外分泌腺

　こうした腺組織が生まれてくるにあたり、上皮細胞に対してその直下の間葉組織から誘導物質（誘導原）が放散される。すると、その効果によって上皮細胞の増殖が起き、今度は増殖した上皮細胞から間葉に向けて刺激が送られ、間葉はまた新たな物質を放出し上皮細胞に働きかけをおこなう。このように間葉組織と上皮細胞との間で相互に繰り返される刺激と応答により進行する器官形成のしくみは、上皮・間葉相互作用とよばれている。

　上皮・間葉相互作用の進行により、陥没した腺組織の先端に二股の分枝が生まれ、その繰り返しによって腺組織は次第に複雑なものになっていく（図5-5）。

　ここでは上皮・間葉相互作用によって腺ができてくる局面を紹介したが、腺組織の形成にとどまらず、眼球も含めてほとんどすべての器官の形成にあたって作動している重要なメカニズムだということができる。

　かくして上皮・間葉相互作用の結果、外分泌腺として機能する構造体が生まれてくるとともに、その全体は間葉組織の中に埋もれていくため、間葉組織の方からは血管や神経、結合組織も外分泌腺の中に向かって進入して、次第に完成度の高い外分泌器官が生まれてくる。

第 5 章 凸凹が生じて器官ができる

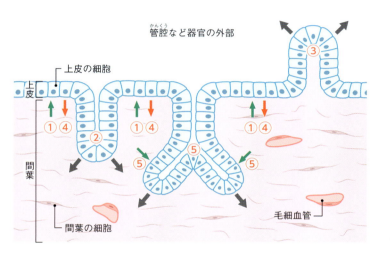

図5-5 上皮・間葉相互作用による器官の形成
間葉組織から上皮を刺激する物質が放出される（①、➡）
その物質に反応して局所の上皮細胞が増殖して、➡の方向に
向けて陥入（②）または、突出（③）するようになる
上皮細胞から間葉組織を刺激する物質がでて（④、➡）、再び
間葉組織は上皮を刺激する物質を放出する。①〜④のプロセス
が繰り返されて、先端部の枝分れ（⑤）など、次第に複雑な形状
をしめすようになる。➡は上皮細胞群の拡大方向

5-1-4 肺や肝臓も外分泌腺の仲間

　大型の外分泌器官であっても、顕微鏡的な外分泌腺の場合と全く同様に、原始腸管の壁でわずかな数の上皮細胞が増殖して間葉組織に向けて小さな凹みを作ることから発生がはじまってくる（図5-6）。

　この凹みは肺なら肺芽、肝臓なら肝芽、膵臓なら膵芽とよばれるものだが、器官を生みだす芽になる細胞集団は一般に原基（芽組織ともいう）という名前でよばれている。的確な時期に、間違いのない部分に原基を作り、その原基を発達させていくのも、先に述べた上皮・間葉相互作用によるもので、相互に生みだされる誘導物質の作用が重要な関わり合いを持つことはいうまでもない。

　原基が発達して器官として大型化するにあたっては、芽の先端が周囲の間葉組織の中へ向けてどんどん枝分かれしつつ発達していくばかりではなく、発達途上の上皮組織はその周囲の間葉組織をも巻き込みながら器官を発展させるのが常套手段である。そのため完成した器官を見ると、その中にも間葉組織に由来する結合組織や血管、さらには神経までもが多彩に分布することになる。

①肺のでき方

　肺を作るにあたって、いずれは消化管の頭方部になる前腸の腹側の上皮細胞に部分的な増殖が起きて、これが間葉に向けて突きだしていく。ちょうど胚盤の折れたたみ運動が進行する受精後4週頃の話である。これが肺芽というもっとも早い段階の肺と気道の組織である。

　上皮細胞から間葉組織に向けた突出であるが、非常に大きくなる（顕微鏡レベルの話ではあるが）ばかりか、原始腸管の層

を突き抜けて腹方に向けて突出するため、前腸から突きでた構造物として認識できるわけだ。肺芽の形成にあたっても周囲の間葉組織から誘導物質が放出されることが知られている。次いで、肺芽の先端に2個のふくらみがでて、それらが将来の右肺と左肺とに向かって発達していく2個の肺の原基である。

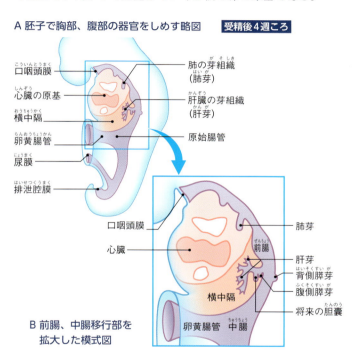

図5-6 肺、肝臓の芽組織

肺芽は原始腸管の前腸より腹側に向けてできてくる。それ以降この先端が左右に二分し、次いで右が3個、左は2個の出芽をおこない、それ以降も先端を約17代にわたって分枝させて肺胞と導管(気管系)の原型を作り、肺の完成は生後におよぶ。肝臓は前腸と中腸の移行部の原始腸管に肝芽ができ、この先端が分枝しながら横中隔の中に進入し、横中隔の中胚葉組織とともに肝臓を作る

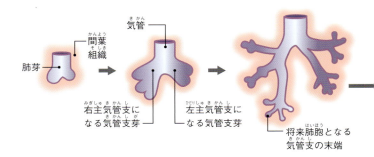

図5-7　肺芽の発展

右が三分し、左が二分した肺芽はその後、17回以上にわたって分枝しつつ導管（気道系）とその末端に肺胞を作りながら、肺自体も大型化していく。気管支樹の完成は生後におよぶ

いずれ右肺になる肺芽はその先端に3個の芽を作って、それぞれが肺の上葉、中葉、下葉へ向けて発展していく（図5-7）。左の肺芽は2つしか芽をださないので、最終的には上葉と下葉だけになって、中葉は欠落する。それ以降も先端部はさらに17回以上も枝分れを繰り返しながら、先端に肺胞を作っていくが、それにともない肺自体も次第に大型化していくことになる。

肺の枝分れしたその先端を顕微鏡で見るなら、最末端の分泌部に相当するのが肺胞で、ここでは肺胞の壁を作る上皮細胞が非常に薄くなって、周囲にある間葉由来の毛細血管と接近するようになる（図5-8）。こうして生まれた菲薄な層を経由して酸素や二酸化炭素が拡散する、つまりガス交換が可能となる。また、肺胞に至る気道（気管、気管支、細気管支）は空気の通路で導管に相当する。

第5章 凸凹が生じて器官ができる

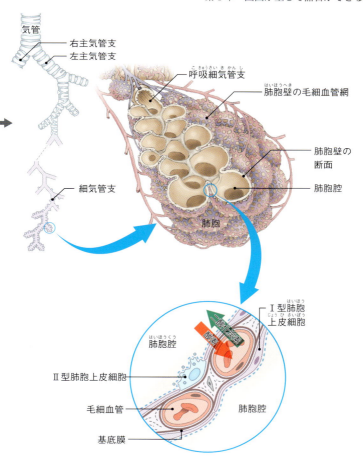

図5-8 気道の分枝と肺胞の構造

気管および気管支はどんどん枝分れを繰り返しながら次第に細い細気管支になり、その先端に肺胞のふくらみを作る。完成した肺胞の壁では、1層の薄い肺胞上皮細胞が肺胞の外を取り囲む毛細血管の内皮細胞と密に接触してガス交換ができる構造となる

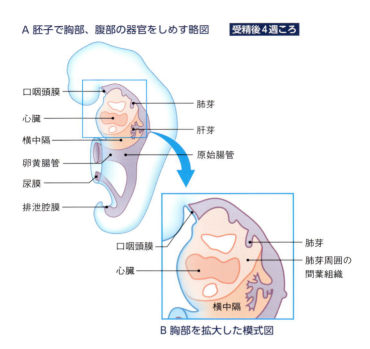

肺、肝臓の芽組織（図5-6より再掲）

　前腸から伸びでた肺の組織は周囲の間葉組織の中で発達するが、さらに大きく発達を続けると胸膜腔という体腔のスペースにはまり込んでいくようになる。このとき、肺葉になる組織は体腔壁の間葉組織に覆われながら体腔の中へふくらみでてくる（図5-9向かって右側の肺）ため、最終的に肺は胸膜腔の中に安置され（図5-9向かって左側の肺）、そこで活動するようになる。だから肺葉は間葉組織の被膜（胸膜、図5-9の緑色の線）に覆われていることも了解できるであろう。

第 5 章　凸凹が生じて器官ができる

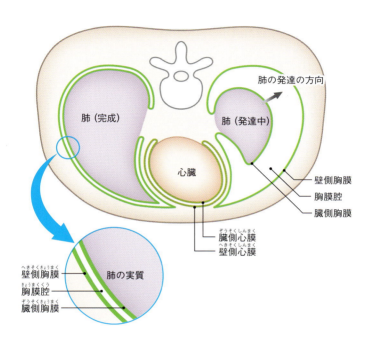

肺の組織は胸膜腔に向けて発達してくる（向かって右側の肺）ため、できあがった肺（向かって左側の肺）は胸腔の壁を作る胸膜に覆われることになる

図 5-9　肺の発達と胸膜腔

②肝臓のでき方

　肝臓は、胆汁の生合成に加えて、アルブミンや血液凝固に関連するタンパク質（血漿タンパクと総称される）の分泌という2つの大きな機能を持ち、胆汁は十二指腸へ外分泌され、血漿タンパクは血液に向けて内分泌されている（図5-11）。そのため、肝臓の機能を担当する肝細胞は外分泌細胞と内分泌細胞との2つの顔を持つことになる。

　こうした働きを持つ肝臓も、分解していくと肝細胞と毛細血管が組み合わさって作る直径1～2mmほどの肝小葉という構造体（図5-11）が集団になっていて、肝臓の機能はここで実行されていることがわかる。

　肝臓の原基である肝芽の場合も、前腸から中腸への移行部に相当する部分の原始腸管（前腸と中腸の境界部）の上皮細胞から、腹方に向けた芽として出立して、これが心臓の直下にある横中隔という間葉組織集団の中に潜り込んで、成長を続けるという事象がある（図5-10）。肝芽は先端を次々に枝分れさせな

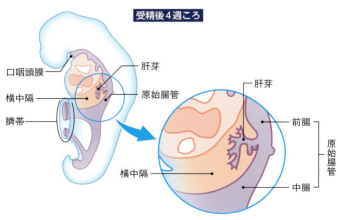

図5-10　肝臓の芽組織

第5章　凸凹が生じて器官ができる

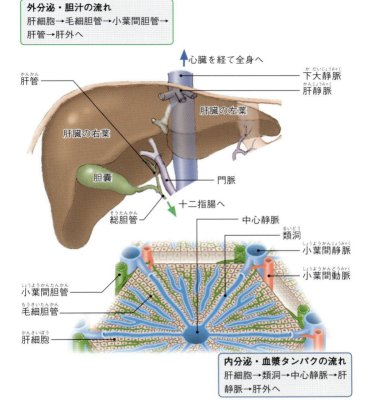

肝臓は直径が1～2mmほどの肝小葉の集合体で、肝小葉が肝臓の機能を担当している。肝小葉を構成する肝細胞は合成した血漿タンパクを類洞というやや太い毛細血管に向けて内分泌している。一方、肝細胞が合成した胆汁は毛細胆管に向けて外分泌している

図5-11　肝臓の外景と外分泌・内分泌を担う肝小葉

がら横中隔の中で発達を続けていくのだが、この場合にも上皮と間葉組織との相互作用がその誘因になっていることはいうまでもない。

横中隔の中には胎盤から臍帯を経由してきた静脈（臍静脈）が複雑な毛細血管網を作っていることも特徴である（図5-12）。そのため、発達しつつある肝芽はこれらの毛細血管を自分の組織の中に取り込みながら肝小葉を基幹にした肝臓の組織を作り上げるようになる。

こうして、横中隔の組織の大部分を肝臓内に取り込んで肝臓の形成が進行していった結果、横中隔で心臓の直下にあったわずかな領域だけが肝臓形成から取り残され、いずれは横隔膜の中心部の成分（横隔膜の腱中心とよばれる部分）に変わっていく。

肝臓の形成が進行するにともない、横中隔の表層部にあった組織は肝臓を包む被膜のほか、肝臓を横隔膜や腹壁の後面あるいは胃の小弯に結び付ける靱帯や被膜状の組織に変化して、これが肝臓を定位置に固定する装置として働いている（図5-13）。肝臓は腹膜腔の最上部に宙づりになった約1.5kgもある大きな器官であるから、それを固定するためには、腹壁の後面および横隔膜下面とを連結する装置が、殊の外、重要なものとなるわけだ。

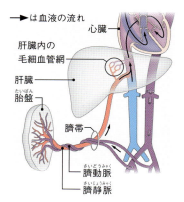

図5-12　肝臓内を経由する臍静脈の毛細血管網

第5章 凸凹が生じて器官ができる

A 肝芽の出芽

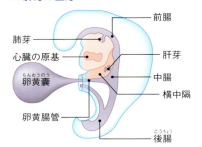

受精後4週ころ

原始腸管の前腸・中腸移行部の腹側上皮から肝臓の芽組織（肝芽）が出芽して将来の心臓と卵黄腸管の間にある中胚葉組織である横中隔の中に向かって先端を分枝させながら発達していく

B 分枝を続ける肝芽

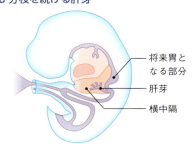

受精後5週ころ

肝芽は横中隔の中にある豊富な血管網を組織の中に取り込みながら分枝を続ける

C 肝臓の発達と横中隔の変化

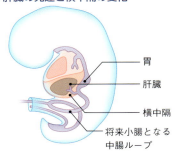

胚子を正中矢状断した略図

受精後7週ころ

肝臓の発達にともない、横中隔の組織は横隔膜の一部（腱中心とよばれる部分）、肝臓を横隔膜や前腹壁とつなげる間膜（肝鎌状間膜、肝冠状間膜、三角間膜）、肝臓の表面を包む被膜、胃の小弯側とをつなげる間膜（小網。159ページ図4-14参照）に変化していく

図5-13　横中隔から横隔膜の発生と肝臓の固定

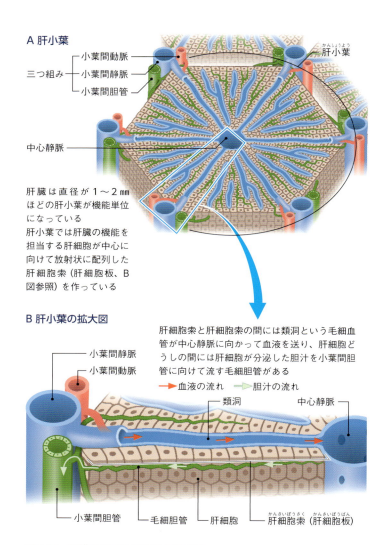

図5-14 肝臓における外分泌と内分泌

成体の肝臓では、もっとも奥深くの肝小葉に分泌部があり、途中の胆管系のすべてが導管であることは一般の分泌器官と変わりがない。肝小葉の中で終末端の分泌細胞に相当するのが肝細胞索（あるいは肝細胞板）に棲む肝細胞で、これが肝臓の重要な機能の１つである胆汁の成分を合成して、毛細胆管へ向けて外分泌する。毛細胆管は小葉間胆管を経由して肝管につながり、肝管からは途中で胆嚢へいく側枝をだすものの、最終的には総胆管を経由して十二指腸の内腔（つまり体の外）につながっていて、ここに胆汁を送りだしている（図5-14）。毛細胆管から総胆管に至るまでの胆汁が運ばれる経路は、すべて導管であることはいうまでもない。

　肝臓の芽組織、つまり肝芽は前腸の最尾側と中腸の最頭側で、両者の移行部に生まれてくる。肝芽の出芽にあたっては心臓の血管内皮細胞からだされるFGF2（線維芽細胞増殖因子２）と横中隔から放出されるBMP（骨形成タンパク質）が誘導物質になるとされている。

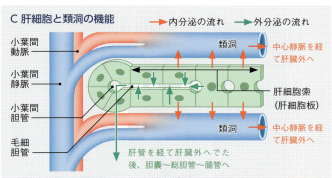

肝細胞と類洞の機能をしめした略図。肝細胞は合成した血漿タンパクを類洞に向けて**内分泌**し、胆汁を毛細胆管に向けて**外分泌**している。そのため、外分泌腺として見ると肝細胞索が終末部（分泌部）、毛細胆管および胆管系が導管に相当する

5-1-5 外分泌と内分泌を実行する膵臓

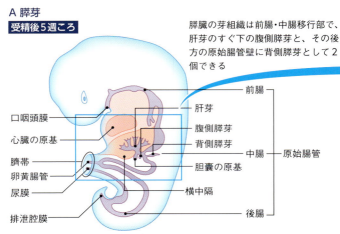

図5-15 膵臓の発生

　膵臓には、肝芽の直下とそのちょうど反対側になる原始腸管上皮に2つの芽（それぞれ腹側膵芽と背側膵芽という）ができるという特徴がある（図5-15A）。ところが、腹側膵芽は発達しながら腸管の周りを頭方から見て時計方向に180度位置をずらして、背側膵芽と合体するという離れ業をやってのけ、最終的には1個の膵臓として完成する（図5-15B、C）。

　膵臓の場合も、上皮細胞層からはじまった腺組織の終末端の細胞が発達して消化酵素の分泌をおこない、これを導管である膵管が運びだすようになる。だから外分泌器官である。

　ところが膵臓は内分泌というもう1つ重要な機能を持っている。それは内分泌器官でもあるという事実だ。膵臓の組織には内分泌細胞群が集団をなしたランゲルハンス島という顕微鏡的な小島がある（図5-15D）。ランゲルハンス島の細胞群ももと

B 膵臓のでき方

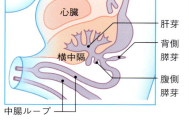

腹側膵芽は腸管の周りを上から見て時計方向に回るように位置を変え(図Cに緑色の矢印でしめした)、背側膵芽に合体するようになる。それ以降、1個の膵臓となって腸間膜の間で成長を続ける

C 腹側膵芽の回転

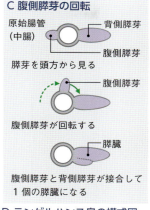

D ランゲルハンス島の模式図

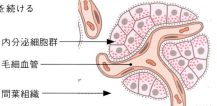

もとは導管と連絡を持っていたのだが、早い時期に導管が消滅したため隔絶された孤島になってしまった。そのため、ランゲルハンス島の細胞が分泌するインスリンやグルカゴンといった分泌物は行き場を失って、止むなく周囲の血管に向けて内分泌される、というよりは血液に拾われていく道を選ぶしか方法がなかったのだろう。

こうした大型の外分泌器官の場合にあっても、発生の発端となる上皮細胞の集団(原基あるいは芽組織)はその先端を枝分れさせながら間葉組織の中に陥没しつつ発展させていくわけだ

が、それとは逆に間葉組織の方からも腺組織に向けて血管や神経線維、結合組織が伸びだしてきて、機能的な腺管構造を発展させる戦略が展開されている（図5-15）。これはからだ造りにあたっての普遍的な原則だということができる。

　*Pdx1*という遺伝子があり、これが膵臓を作る発端になるものとされている。ところが消化管の上皮にはこの遺伝子がかなり広く分布しているため、前腸・中腸移行部という局所だけではなく、前腸や中腸に由来するかなり広い領域にわたって膵臓を生みだす能力を持っている。事実、胃、十二指腸、回腸などの消化管の粘膜上皮に膵臓の細胞が出現する例があり、異所性膵（迷入膵ともいう）とよばれる先天異常がそれである。それではどうして前腸・中腸移行部という、ある局所にしか膵臓の芽組織がでてこないのだろうか？　ここでも前にも紹介した*Shh*という遺伝子が関与しているらしい（104ページ参照）。*Shh*は消化管の広い領域に発現して、Pdx1の働きを抑制する作用を営んでいる。ところが、前腸・中腸移行部だけには*Shh*が発現しないため、Pdx1の作用が優勢にでてきて、その局所が膵臓を作りだすのだといわれている。なお分泌細胞として次第に発達してきた膵芽の細胞を内分泌細胞に仕向けるために*Pax4*、*Pax6*という遺伝子がかかわりを持つことも知られている。

5-2 飛びだす上皮シート──上肢、下肢の形成

前項では上皮・間葉相互作用により、上皮細胞層が増殖しつつ間葉内にめり込んで、陥没しながら外分泌器官や内臓のいろいろな器官を生みだすことを述べた。それとは逆に上皮・間葉相互作用の結果、上皮層が外に向けて飛びだしてくることもある。耳介はその一例であるが、もっとも顕著な例は手や足、正確には上肢、下肢、まとめていうなら体肢をあげることができる。ラグビーボールに手足が生えてくる局面を上皮・間葉相互作用の側面から見ていくことにしよう。

5-2-1 肢芽の形成

受精後4週末の胚子の胸部の外側壁、ちょうど中に心臓を入れたためにふくらみでた前胸部のその側方に、左右1個ずつの緩い高まりが生まれてくる（図5-16）。上肢芽とよばれる突出で、その内部には側板中胚葉に由来する間葉組織が充満しているので、間葉組織に押しだされてきたようにも見える。上肢芽の出現に2日ほど遅れて、将来の腰部に相当する側壁に下肢芽が生まれてくるが、それ以降の発達は上肢芽とほとんど同じ経過を歩んでいく。

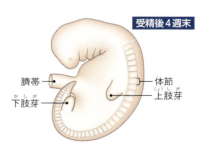

上肢のもとになる芽組織である上肢芽は受精後4週末頃、胸部の外側壁にゆるい高まりとして発生する。下肢芽は上肢芽よりも2日ほど遅れて腰部に同様の高まりとして生まれてくる

図5-16　上肢芽と下肢芽

将来、手足が生えだす領域の間葉組織はFGF10という誘導物質を外に向けて分泌するようになる。どうしてその局所だけでFGF10の濃度が亢進するかについても詳細な研究が進められているが、ここでは深入りしないことにしよう。

　FGF10の作用はその直上の上皮細胞群に波及して、増殖を促すようになる。そのため、将来の上肢あるいは下肢となるべき原基、つまり肢芽がゆるい突出物として認められるようになる。上肢芽の最先端にはある特殊な細胞群が生まれてきて、今度はこちらの方が内部の間葉組織に働きかけをおこなうため、間葉組織でも分裂が高揚するとともに、FGF10の濃度が維持される。

　こうした相互作用の繰り返しで肢芽はどんどんと長く伸びでるようになる。その結果、上肢芽には将来の上腕（下肢なら大腿）、ついで前腕（下肢なら下腿）、そして最後に手（下肢なら足）となる部分が次第に特殊化されるとともに、それぞれの部域の間葉組織は凝縮して軟骨を作るようになる。これが上肢あるいは下肢の骨の発端ということになり、四肢の付け根から指先方向へ向けた長軸が決まったことにもなる。

　肢芽の伸長にともない、肢芽最先端で将来の小指に相当する一領域に棲む特殊化した間葉組織から前述の誘導物質Shhが分泌される。このShhが5本ある指の小指側から親指側に向けた特殊化（指の場合、親指側を前方、小指側を後方と考えて前後軸という）を規定するように作用する。

　四肢にはもう1つ背腹方向の軸（背腹軸）がある。つまり手でいえば手背と手掌を結ぶ軸である。背腹軸も肢芽が生まれてきたときから肢芽上皮の背側から、ある特殊なタンパク質（Wnt7aとよばれる）が分泌されて、これが肢芽背側の間葉に作用して四肢の背腹が規定されると考えられている。

第5章　凸凹が生じて器官ができる

A 上肢芽・下肢芽の出現　受精後4週末

体幹の側壁に上肢芽と下肢芽が出現する

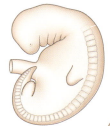

B 上肢芽先端が手板に変化　受精後5週末

上肢芽の先端は円板状をなして手板の状態にあり、キャッチャーミットのようでまだ指はできていない。下肢芽の発達は上肢芽より2日ほど遅れるが同様な発達を遂げる

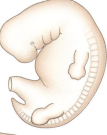

C 手板から指が発生　受精後7週目

手板の指間に細胞死が起きて、次第に指ができてくる。下肢はまだ足板の状態にある

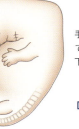

D 下肢にも指が発生　受精後8週目

上肢、下肢に各5本の指が完成し、肘や手首、膝や足首のくびれもできてくる

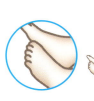

図5-17　上肢・下肢の発達

5-2-2　細胞死による指の形成

　生まれたての肢芽の先端部は平たくなっているので手板、足板というが、これは円板状でちょうど野球のキャッチャーミットのような形をしていて、まだ指が定かにはなっていない。しかし、受精後7週頃になると将来の指と指の間となる4つの領域で次第にそこに棲む細胞が死んでいき、相対的に生き残った部分が5本の指として姿をあらわにするようになってくる（図5-18）。キャッチャーミットからグローブが生まれてくるわけである。このとき、指間に起きる細胞死はアポトーシスとよばれている。

　アポトーシスは先に見たように（「2-1-4　死んでからだ造りに貢献する細胞」参照）、細胞の死に方の一様式で、死すべき細胞はDNA分解酵素を活性化させて自らが持つDNAを分解し、それにより死への道を歩んでいくことになる。DNAが分解されるとタンパク質合成を進行させるすべもないので、タンパク質が枯渇して細胞は死ぬしか方法はない。カエルやアヒルなど、水棲の動物では、指間のアポトーシスが軽微なため、大きく残存した指間部の組織は水かきになっている。死なずにすんだ細胞群は意気に感じたのか、水かきはこうした水棲動物の遊泳に際して大活躍している。

5-2-3　上肢、下肢の発達

　発生の6週目に至って上肢芽がある長さになると、先端から遠い部分、言い換えると体幹近くの上肢芽の間葉組織に細胞の凝縮が起きてくる（図5-18A）。この凝縮した間葉細胞がベースになって、将来の上肢骨、下肢骨の原型となる軟骨が生まれてくる。この軟骨形成作業は次第に手先にまで向かっていく

第5章 凸凹が生じて器官ができる

（図5-18B、C）ため、こうして軟骨を主軸にした四肢ができてくるというわけである（図5-18D）。

またできあがった軟骨の周囲には、体節の筋板（116ページ参照）から遊走してきた細胞が集まってきて、これらの細胞は上肢や下肢の骨格筋へと分化が進んでいく。この幼弱な骨格筋細胞は、支配する神経をも引き連れてくるという特性を持っている。こうして胎生の8週目末までにはその軸になる組織はいまだ軟骨ではあるものの、5本の指、前腕や下腿、上腕や大腿

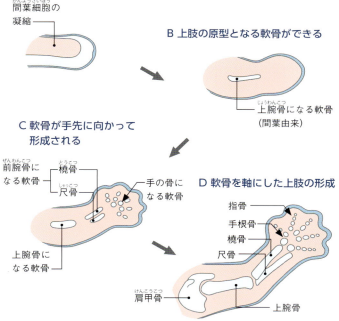

図5-18 上肢と指の形成

がそろった上肢、下肢が認められるようになる。

　四肢の軟骨では、その中に血管が進入するようになると、軟骨を破壊しながら新しい骨を作る活動（骨化という）が起きてくる。四肢を支えるには軟骨では脆弱すぎるからなのだろう。このように四肢の骨に代表される長くて中空の骨（これらは一般に長管骨という）の場合、はじめに軟骨を作って、次いでその軟骨を破壊しながら本物の骨と置き換えていくという手順で発達してくることが特徴である（図5-19）。

　四肢で軟骨を骨化させる営みは、胎生期の7〜12週頃に体

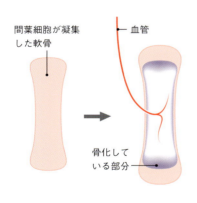

間葉組織の中に間葉細胞が凝集して将来の骨のミニチュアともいうべき軟骨が生まれてくる

軟骨の中に血管が進入するようになると、骨芽細胞が軟骨の中に入り込んで、軟骨を破壊しながら新しく骨化した骨（■部分）を作るようになる

こうして骨幹部では骨化を進めながら両端に向けて成長していく（➡の方向）。両端にある骨端部でも骨芽細胞が進入して骨化が進むが、骨端部の骨化は生後にもわたっておこなわれる

図 5-19　長管骨の生まれ方

幹に近い大きな骨からはじまるものの、手根骨や足根骨といった手首、足首にある小さな骨での骨形成はかなり遅れて、完了するのは生後の幼児期に至ってからである。だから胎生期はもとより、学童期にわたるまでも手足作りは綿々と続いていることになる。

　わたしたちが活用している上肢、下肢はサカナの時代の胸びれと腹びれとを陸上生活に適応させて発達してきたものである。四足動物ではそのまま四肢として発達するが、わたしたちヒトでは二足歩行をするようになったため、上肢はものをつかむ方向に向けて、下肢は歩行に向けて形態と機能を改変させていて、ひれとは様相が大きく異なっている。とはいえ、こうした発生の経緯を踏まえて、上肢の皮膚感覚や骨格筋の運動を支配する神経は、頸神経の5番から胸神経の1番までから出立していて（これらはまとめて腕神経叢という）、この神経のだし方はサカナの胸びれの場合と共通している。同様に下肢への神経は腰神経と仙骨神経からでた枝がまかなっていて、腹びれの面影を引きずっている。筋肉とそれを支配する神経との関係は非常に保守的なもので、安易に乗り換えるようなことはしないものだ。

　鳥の場合、上肢を立派な翼に変形させることに成功して、それにより大空を飛び回る能力を開発させた。またコウモリやムササビでは、上肢、下肢を変形させて翼の働きを生みだす能力を獲得している。

第6章
神経系の生まれ方

　神経系は中枢神経系と末梢神経系に区分される。そのうちの中枢神経系は、大きくは脳と脊髄の2つの部分から構成されている。とはいえ、脳の中にも大脳、間脳、脳幹（中脳、橋、延髄の3者からなる）と小脳が区分され、脳に連続する脊髄も40cmもの長さを持つ大きな器官である。そのうえ、神経系では各部域ごとの構造や機能はそれぞれに大きく異なるばかりか、各部域内でも局所ごとに際だった違いを見せている。だから構造的にも機能的にも分化に富んだ多様な器官だということができる。

　しかし、その生い立ちを見ると、すべての神経系は、外胚葉に由来する神経板が中胚葉層に落ち込んで生まれてきた神経管という、1本の閉じた管から発生したものである。すなわち、神経系も「第5章 凸凹が生じて器官ができる」で見た上皮細胞群が間葉組織層に陥没して生まれる器官群の1つということになる。このことは、神経堤細胞群や後段で紹介する内分泌器官、眼球についても同様である。そのため、第5章の一部におくこともできるが、神経系には多彩な側面があるので、あえて章を設けて話を進めていくことにする。

6-1 中枢神経系の生まれ方

神経管は閉じた管であるから、それに由来する中枢神経系では神経管の壁が局所ごとに厚くなったり、折れ曲がったり、果ては芽のようなふくらみを大きくさせるなど、非常に複雑な形状を呈するばかりか、それに応じてたくさんの用語もでてきて、これが理解を困難なものにしている。しかし、全体として閉じた長い管であることは厳然として変わらない事実なので、はじめにこのことを再確認したうえで、本章を読み進めていただきたい。

6-1-1 神経管の形状変化

受精後4週末に完成した神経管では、その頭方で将来の脳になる部分に3ヵ所のふくらみが認められる（図6-1A）。頭方から尾方に向けて前脳胞、中脳胞、菱脳胞の3者で、その尾方はもとのままの神経管の形状を維持したまっすぐな管で、後に脊髄となる部分である。それぞれの脳胞には壁になる部分と中空な内部（実際には決して空っぽではなく、脳脊髄液という液体を入れている）を区別できるが、これは管であるから当然といえば当然である。それで壁だけを問題にするときは前脳、中脳、菱脳といって胞の字を使わないのが通例である。

受精後5週目になると前脳の最頭端部に終脳というふくらみができ（図6-1B）、終脳からはさらに左右に向けた大きなふくらみが発生して、これが大脳半球に発達していく（図6-1C）。その一方で、終脳を生みだした残余の前脳は間脳になる。間脳の側壁から将来の眼球になる眼胞が突出するのが特徴的だ（「6-3-1 眼球は脳からの出店」参照）。

中脳の変化は少ないままだが、菱脳には後に述べる橋屈とい

第6章 神経系の生まれ方

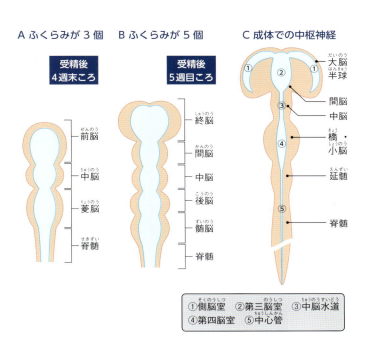

A ふくらみが3個　B ふくらみが5個　C 成体での中枢神経

受精後4週末ころ／受精後5週目ころ

A: 前脳／中脳／菱脳／脊髄
B: 終脳／間脳／中脳／後脳／髄脳／脊髄
C: 大脳半球／間脳／中脳／橋・小脳／延髄／脊髄

①側脳室　②第三脳室　③中脳水道　④第四脳室　⑤中心管

完成した神経管の頭端部には前脳、中脳、菱脳の3個のふくらみがある。その尾方はまっすぐな管(将来は脊髄になる)になっている

前脳では先端部がふくらんで終脳とその尾方の間脳(その内腔は将来の第三脳室)に、菱脳(その内腔は将来の第四脳室)は橋屈により後脳と髄脳に区分されるので、3個だった脳胞は5個になる

終脳から大きなふくらみが左右にでて大脳半球(その内腔は側脳室)を作る。中脳胞はそのまま中脳と内部の中脳水道になる。後脳は腹側に橋を、背側に小脳を作るようになり、髄脳は延髄になる

図6-1　神経管の外景変化

う屈曲ができて、これにより前方の後脳と後方の髄脳との2者に区分されてくる。こうして神経管の頭方にできた3個の脳胞から、終脳、間脳、中脳、後脳、髄脳の5個のふくらみが派生したことになる（図6-1）。

神経管の壁の肥大にともなって、内腔も大きく拡張して脳室として発達するようになる。その脳室とは、大脳半球の中にできる側脳室（左右あわせて2個）、間脳内の第三脳室、中脳域の内腔は細管状のままなので中脳水道、後脳・髄脳内の第四脳室に加えて脊髄では中心管であるが、それぞれはひとつながりで、脳脊髄液を入れた空所になっている（図6-2Cに脳室の名称を記載した）。

これらの脳胞部を側方から見ると中枢神経系の形状がもう少しリアルになる（図6-2A）。5週頃の神経管には2ヵ所に大きな屈曲があって、数字の7の字に近い形状を呈している様子がわかる。中脳胞にできる屈曲は頭屈、菱脳と脊髄の間の屈曲は頸屈とよばれるものだ。

次いで菱脳の部に橋屈という腹方に向けたもう1つの屈曲ができて、7の字がアルファベットのMに近い形状となる。この屈曲により、菱脳は後脳と髄脳に2区分されるが、後脳は腹側の橋と、背方に向けて大きく小脳を発達させるので、背腹に2区分されたということができる（図6-2B、C）。髄脳からは延髄が生まれ、また、さらに尾方の神経管は壁の厚さは発達するものの外景の変化は少ないまま長く伸びて脊髄になっている。この様子を見ていると、頭尾方向に長い神経管にも明確な分節構造が生まれ、また同じ分節の中でも背腹方向での局所的な分化もあることに気づかれるだろう。

第6章 神経系の生まれ方

A 7の字形になった神経管　受精後5週ころ

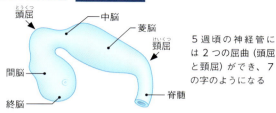

5週頃の神経管には2つの屈曲(頭屈と頸屈)ができ、7の字のようになる

B M字形になった神経管　受精後8週ころ

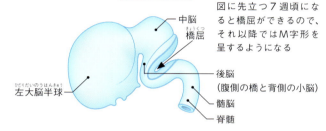

図に先立つ7週頃になると橋屈ができるので、それ以降ではM字形を呈するようになる

C 脳室側から神経管を見る　受精後8週ころ

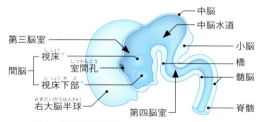

＊それぞれ、成体での対応部位

B図を正中断して脳室側から内部を見た図。第三脳室から室間孔を経て右側方の大脳半球内に広がる側脳室へ続く。第四脳室の腹側壁から橋が、背側壁から小脳ができてくる

図6-2　脳の外景と正中断面図

6-1-2 神経管壁の細胞群

　形成されつつある神経管の壁の様子を顕微鏡で拡大して見ることにしよう。するとその壁には神経上皮細胞とよばれる細胞が棲んでいることがわかる（図6-4）。

　神経上皮細胞は神経系の幹細胞なので分裂を繰り返して自らの数を増すが、神経溝が閉鎖して神経管が完成する頃になると、神経芽細胞という神経細胞の幼弱なものを生みだすようになる。神経芽細胞は軸索や樹状突起を次第に伸長させて、やがては成熟した神経細胞に衣替えして、中枢神経系の主役として活躍するようになる。

　神経芽細胞を生みだした後、神経上皮細胞はさらに分裂を続け神経膠芽細胞を分化させるようになる（図6-4）。神経膠芽細胞は神経膠細胞（グリア細胞ともいう）に発展する前段階の細胞で、成熟した神経膠細胞には星状膠細胞、希突起膠細胞、上衣細胞があり、いずれも神経細胞を保護する、あるいは栄養を供給するなどの役割を営んでいる（図6-3）。そのため神経

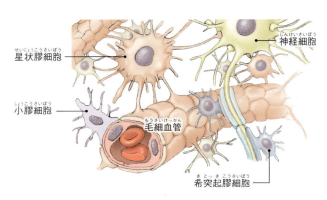

図6-3　成体の神経細胞と神経膠細胞

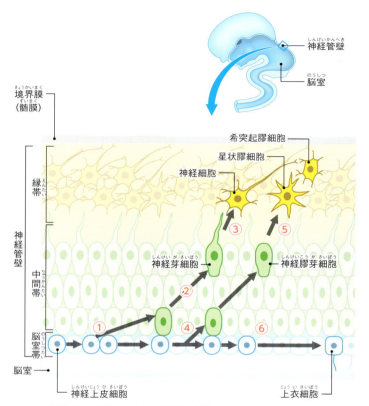

図6-4 神経管壁の細胞とその分化

神経管壁には神経上皮細胞が棲んでいる。その分裂（①）により、神経芽細胞が生まれ（②）、これは次第に突起を伸ばして神経細胞となる（③）

神経芽細胞を生みだした後、神経上皮細胞は神経膠芽細胞を作るようになる（④）

神経膠芽細胞は星状膠細胞および希突起膠細胞に発達する（⑤）

神経上皮細胞は最終的に上衣細胞となって（⑥）、脳室に顔をだして生活するようになる

膠細胞は神経機能の担い手である神経細胞を補佐する存在だと見ることができる。神経膠細胞の中には小膠細胞という貪食能を持つ細胞もあるが、これは血球に由来する大食細胞の一種と考えられている。

こうして新たな細胞を分化させた残余の神経上皮細胞は上衣細胞として、脳室や中心管の内壁に並ぶ1層だけの細胞層となって、わたしたち成体の脳の中にひっそりと生活している。

このような細胞分化の系譜により、成体の中枢神経系には分裂能を持つ細胞が存在せず、既存の神経細胞は傷害を受けたり寿命がくると、ただ死に絶えるだけだと永らく考えられてきた。つまり、神経組織に障害が発生すると、神経細胞の修復が起きないため、それによる後遺症は終生にわたり残存するというわけだ。ところが最近になって、非常に少数ではあるが、神経細胞を生みだす能力を持った神経幹細胞が上衣細胞の層に混じって命脈をつないでいる、と考えられるようになってきた。

成体の中枢神経系にこうした未分化細胞が存在することは、神経細胞も再生しうることを示唆している。そのため、外傷などにより神経細胞が傷害を受けて廃絶したその局所に、このような未分化細胞を移植してやることができるなら、神経機能が復活してくるのではないかという期待がふくらみ、中枢神経系の再生という課題のもとで研究がおこなわれている。

神経細胞の場合、細胞体とそこからたくさんの突起をだしていることが大きな特徴である（図6-5）。この突起には比較的短いものと長く伸びたものとが区分され、短い方の突起はたくさんあるため、木の幹からたくさんの枝がでている状態になぞらえて樹状突起、長く1本だけのものを軸索（あるいは軸索突起、神経突起ともいう）とよんでいる。

樹状突起はほかの細胞から情報を受け取る部分で、受け取った情報を軸索を経由して別の神経細胞に送り届けることが神経

第 6 章 神経系の生まれ方

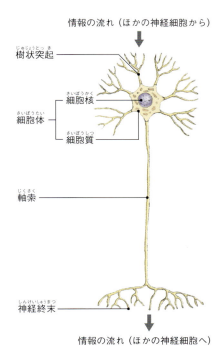

情報の流れ（ほかの神経細胞から）

樹状突起

細胞核
細胞体
細胞質

軸索

神経終末

情報の流れ（ほかの神経細胞へ）

神経細胞は細胞体から 2 群の突起がでている。1 つは樹状突起といい、これは短く、たくさんある場合が多い。もう 1 つは軸索といい長い 1 本だけがでている。樹状突起にはほかの神経細胞からの軸索が接合していて、情報を受け取っている。受け取った情報は軸索を経由してほかの神経細胞に送っている。細胞体と 2 群の突起を含めてニューロンとよばれる

図6-5　神経細胞（ニューロン）の構造

細胞の基本的な働きである。そのため、神経情報は樹状突起から細胞体へ、そして軸索へと、常に一方向にだけ流れていて、決してこの逆は起きないことが重要な点である。こうした機能も含めて、1個の神経細胞とそれからでた突起の全体をニューロン（神経単位ともいう）とよんで、ニューロンが神経機能を発来させる基本単位だと考えられている。

6-1-3 頭尾方向の部域化をもたらすもの

これまで、単一に見える神経管でも各部位ごとに局所的な差異があって、それぞれ固有の脳領域が生まれてくる様子を紹介してきた。各領域がそれぞれの部域に応じて特殊化していく現象を部域化というが、神経管に部域化を促すしくみとはどのようなものなのだろうか。脳の場合にも部域化を生みだす誘導物質がいくつもあげられてはいるが、統一的に脳分化の全貌を理解するまでには、まだしばらくの時間が必要だろうと思われる。

ここでは前後軸（頭尾方向）に沿った領域化にかかわるしくみについて簡単に見ておくことにする。

神経管の頭方にできた3個の脳胞のうち、前脳と菱脳にはさらに細かな分節構造があると考えられるようになってきた。神経管にできる分節構造は神経分節といわれるが、前脳には6個、菱脳には8個の神経分節が生まれてくる（図6-6A）。

その中でも菱脳にできる8個の分節（ロンボメアとよばれ頭方よりR1～R8の番号が付されている）の形成については研究が進んでいて、R1～R8の各ロンボメアを特徴付けるにあたり、58ページでも紹介した4種の遺伝子群 *Hox A*～*D* が関与することが明らかになっている（図6-6B）。*Hox A*～*D* 遺伝子群はショウジョウバエのボディプランにかかわる *Hom－C* 遺伝子と相同なものなので、脳の基本的なパターン作りがショウ

第6章 神経系の生まれ方

A 中枢神経系に生まれる頭尾方向の部域

受精後5週末ころ

5週頃の胚子では菱脳に8個の分節構造が生まれる。それらの菱脳分節にはR1〜R8の名前が付けられている

B 各部域を特徴付ける*Hox*遺伝子

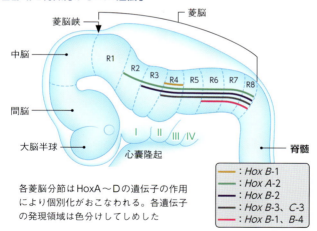

各菱脳分節はHoxA〜Dの遺伝子の作用により個別化がおこなわれる。各遺伝子の発現領域は色分けしてしめした

受精後5週頃の胚子の頭頸部を正中矢状断して、右半を左側から見た略図。これにより菱脳と鰓弓（I〜IV）との位置関係をしめす

図6-6　菱脳の分節構造と*Hox*遺伝子

ジョウバエのような昆虫のボディプランの形成と全く共通する論法で受け継がれていることを意味しているといえるだろう。

Hox A ～ *D* 遺伝子群の発現様式によって特徴付けられた各ロンボメアは、それぞれ固有の神経分化のパターンが維持されるようになって、その中には鰓弓(さいきゅう)の運動を司る神経細胞が分節構造に対応して生まれてくる。この鰓弓というものは第9章で詳しく見るが、わたしたちがサカナであった時代のエラに相当するもので、陸上生活にともない不要になったエラを元手にして、顔面、頸部の諸構造を生みだすもので、各々の鰓弓には固有の神経が進入して、咀嚼や嚥下運動、顔面の表情、発声運動といった非常に重要な運動機能が分担されている。

たとえば、R2からは第1鰓弓を支配する神経である三叉神経、R4からは第2鰓弓の顔面神経、R6からは第3鰓弓を支配する舌咽神経、R7からは第4鰓弓へいく迷走神経が発生してくるといった具合に、各菱脳域の特殊化と鰓弓の分節構造とを対応させるように各末梢神経が機能している(図6-7)。

第 6 章　神経系の生まれ方

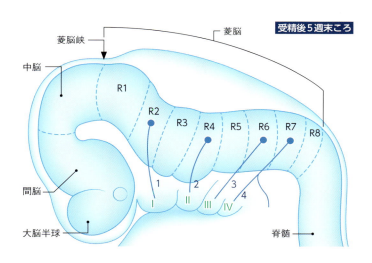

鰓弓と神経
Ⅰ：第 1 鰓弓　Ⅱ：第 2 鰓弓　Ⅲ：第 3 鰓弓　Ⅳ：第 4 鰓弓
1：三叉神経　2：顔面神経　3：舌咽神経　4：迷走神経

各菱脳分節に個別化が起き、それによってR2には三叉神経運動核、R4には顔面神経核、R6には舌咽神経運動核、R7には迷走神経核が形成される。それぞれの脳神経核からでた運動神経線維は第 1 鰓弓〜第 4 鰓弓に分布して、各鰓弓に固有の運動機能を司っている

図6-7　菱脳分節から出発する脳神経の運動枝

6-1-4　背腹で分業する神経細胞

　中枢神経系の基本的な活動を要約するなら、感覚受容装置が受け取った感覚情報を感覚神経によって脳へ運び、脳がその情報を分析して、危険や獲物の存在を総合的に判断し、その判断にもとづいて、攻撃に向かう、あるいは逃避するといった運動の指令が運動神経を経由して骨格筋に指令されている、ということになる。

　こうした観点で神経系の主要部分、とくに後脳から脊髄に至る領域を見ていくと、運動性ニューロンは常に腹側に、感覚性ニューロンは背側に配置されるといった具合に、細胞配置における特異なパターンを成就させていることが見て取れる。ニューロンの側から見ると、棲む位置に応じて感覚か運動かの業務が分担させられているということになる。

　脊髄神経によって感覚受容器や運動器に直に対峙しているのは脊髄なので、脊髄における背腹にわたる部域化の実態を末梢器官との関係も考慮してもう少し詳しく見ていくことにしよう。

　運動性ニューロンとは、脊髄の前角にある神経細胞からの軸索を骨格筋に送って、筋の収縮活動を制御するものであり、感覚性ニューロンは皮膚をはじめとする感覚受容器からの感覚情報を受け取る神経細胞で、この一次ニューロンとなる神経細胞は脳神経節や脊髄神経節にある。そのため、神経節からでた神経線維の一方は末梢の皮膚をはじめとする感覚受容器に向かっている。神経節の細胞からでたもう一方の神経線維、これは神経節にある細胞からでた軸索に相当するもので、こちらは脊髄の後角領域に集積している二次ニューロンに枝を送っていることが特徴である（図6-8）。そのため脊髄にあっても腹側から運動情報が出力され、背側から感覚情報が入力されるわけであ

第6章　神経系の生まれ方

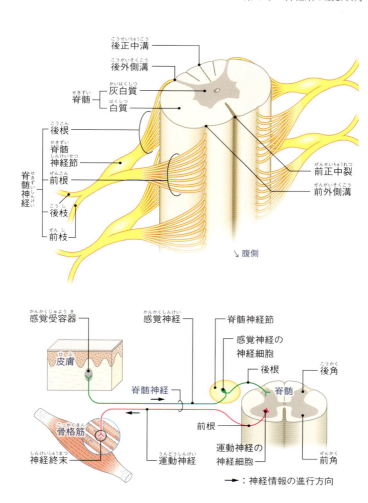

図6-8　脊髄神経を含む感覚神経と運動神経

る。こうして見ると、脊髄の神経細胞は背腹にわたり棲む位置に応じて機能の分担をおこなっていて、これを発生学の用語でいうなら背腹にわたる部域化ということになる。

神経細胞が棲む位置によって分業するメカニズムについても多くの知見が蓄積されているので、これを簡単に紹介しておこう。

将来、脊髄となる神経管の壁には神経細胞がまとまって、翼板と基板とよばれる背腹2個の神経細胞集団を形成している（図6-9）。また神経管のもっとも腹側の領域は底板、その反対側の背側の壁は蓋板とよばれている。受精後23日目頃になると、神経管の腹側にある脊索からShhという104ページで紹介した転写因子が分泌されるようになる。Shhの作用により脊髄の底板にもShhが誘導され、Shhは底板から蓋板に向けた濃度勾配を作るようになる。一方、神経管の背側を覆う表皮からはBMP（骨形成タンパク質）という細胞増殖因子が分泌され、この効果により蓋板にもBMPを分泌するセンターが生まれるようになる。このセンターからだされるBMPの作用によって、TGF-βスーパーファミリーに含まれる一群の増殖因子の背腹に向けた濃度勾配が生みだされ、その結果、背腹で逆向きになる2群の増殖因子の濃度勾配が脊髄背腹方向の位置価を決定するようになる。こうした位置価の効果により、翼板の神経細胞は感覚細胞として特徴付けられるようになり、もう一方の基板の細胞は運動性ニューロンに分化するようになる。このような神経管の背腹軸における局在化は脊髄ばかりではなく、後脳に向けた頭方領域でも同様に作動していて、背側のニューロンが受け取った感覚情報を脳に向けて送り、運動情報は腹側から末梢に向けて発信するという基本的なパターンが堅持されている。

A 胚子の神経管

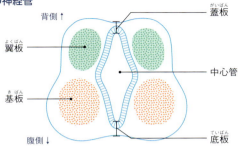

神経管の尾方で将来、脊髄になる領域の管壁には、4週末までに片側2個の神経細胞の集団が生まれる。腹側の集団を基板、背側の集団を翼板という。基板からは運動神経、翼板からは感覚神経にかかわる神経細胞が生まれてくる

B 成体の脊髄

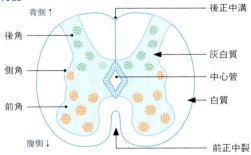

基板は前角に、翼板は後角へと発達するが、前角には運動神経細胞が、後角には感覚神経が分布する。前角から後角へ移行する部に側角があり、ここには交感神経の細胞体が集積する。なお、中枢神経系では神経細胞が優勢に分布する領域を灰白質、神経線維が大量に走行している領域を白質として、2区分される

感覚性ニューロンの集積した部分
運動性ニューロンの集積した部分

図 6-9 神経管壁に出現した神経細胞群を脊髄で見る

6-2 神経堤細胞は神経細胞の弟分

　外胚葉から神経管が中胚葉層に陥没するとき、同時にもう一群の細胞も一緒になって落ち込んで、神経管の両側に配置するようになり、これが神経堤細胞とよばれることを紹介した。神経堤細胞は決してその場にいつまでも定置するわけではなく、直ちに頭部から体幹、四肢の随所に向けてからだ中を遊走していき、顔面や頸部の形成に大きな役割を果たすばかりか、末梢神経系の主要な成分、体表のメラニン産生細胞、副腎髄質など、多くの重要な器官を生みだすようになる。こうした生い立ちやふるまいを見ていくと、神経堤細胞は中枢神経系の弟分になる細胞群だということを納得いただけるに違いない。

6-2-1　神経堤細胞とからだの分節構造

　神経堤細胞というもの、はじめは外胚葉層にあって上皮細胞の性質を持っていたのだが、中胚葉層に落ち込むことによって非上皮細胞の性質、つまり遊走能が旺盛になり、中胚葉層を泳ぎ回っていろいろな領域に入っていくことが大きな特色である。上皮の性質を失うということは、仲間の細胞との接着性を失うことを意味しており、それゆえに自由に泳ぎ回ることができると考えてもよいだろう。兄貴分である神経細胞が位置を変えることなく、長々と伸ばした突起により遠隔地との交流を図ろうとするのに比べると、遊撃隊のように泳ぎ回る神経堤細胞は大きな違いを持つということができる。だからといって神経堤細胞がランダムに行き先を選ぶかというと決してそうではなく、神経管や中胚葉に由来する体節の場合と同様に、頭尾軸に沿ったパターン形成の薫陶を受けて、頭尾にわたる分節状の特徴を持つようになることにも大きな特徴がある。

第6章 神経系の生まれ方

A 神経ヒダの頂上に出現する神経堤細胞　　受精後20日ごろ

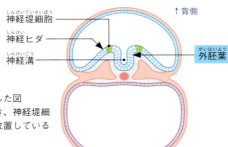

胚子の体幹部を水平断した図
神経溝が形成されるとき、神経堤細胞は神経ヒダの頂上に位置している

B 神経堤細胞の出現部位

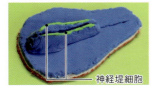

A図の外胚葉を斜め上方から見た粘土模型
神経ヒダの頂上に緑色でしめした神経堤細胞が出現してくる

C 神経管の背外側に移動する神経堤細胞　　受精後22日ごろ

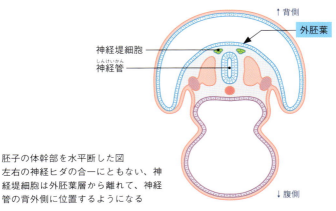

胚子の体幹部を水平断した図
左右の神経ヒダの合一にともない、神経堤細胞は外胚葉層から離れて、神経管の背外側に位置するようになる

図6-10　神経堤細胞の出現

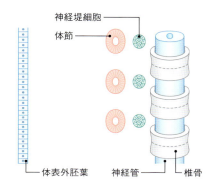

図6-11　左側体幹を前方から見た仮想図

　神経ヒダの頂上を離れた細胞群は、まず体節や神経管がしめす分節構造に呼応して、脊髄の左右に分節状の集塊を作るようになり、ここから脊髄神経節が生まれてくる。脊髄神経節とは感覚神経の一次ニューロンの細胞体が分節状にまとまったところで、成体では脊髄の後外側に脊髄と並行して上下に並んでいる（図6-8）。そのため、体節や椎骨の形成で説明したのと同様に、脊髄神経節も"1番の神経節"、"2番の神経節"といった具合に分節構造をとることになる。このようなわけで神経堤細胞が随所に遊走するとはいっても、まるで郵便番号でも付けたように行き先が規定されていて、それによりからだの分節性を厳格に維持しているところが妙味だといえるだろう。分節構造の維持と発展はからだ造りのうえで重要な要素だといって差し支えない。

　前にも述べたとおり、脊髄神経節は脊髄の後角近くに位置する感覚神経細胞の集団であって、神経細胞体から2方向に向けた突起を伸ばしていて、一方は末梢の皮膚や感覚器官の感覚受容細胞に向かい、感覚情報を受け取っている（図6-12）。受け

第6章 神経系の生まれ方

A 脊髄神経節の原型が形成される

神経管の外側に神経堤細胞から生まれた先駆的な脊髄神経節細胞が定置している

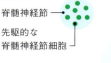
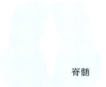

B 神経堤細胞の一部が神経細胞に分化

神経堤細胞からでた一部の細胞は神経細胞に分化して、脊髄神経節の集団を作る。突起の一方を脊髄の後角に向け、他方を体表の皮膚に向けて伸ばすようになる。同時に神経管の基板（将来の前角）からも運動神経細胞が運動神経になる突起を伸ばす

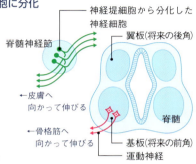

C 感覚神経と運動神経の確立

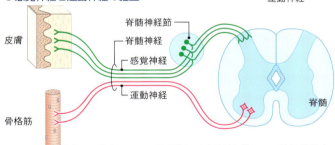

成体では前角からでた運動神経が脊髄神経節からの神経線維（こちらは感覚性）とともに脊髄神経を構成するが、運動神経は骨格筋に、感覚神経は皮膚に分布する。こうした脊髄神経節がからだの頭尾方向に分節状に生まれてくる。体節とともに脊髄神経節にも頭尾方向に1番目、2番目……と番号を付けることができる

図6-12 体幹部を水平断して1個の神経堤細胞群が脊髄神経節に発達する様子をしめす

221

取った感覚情報はもう一方の突起を経由して、脊髄の後角から中枢に送られていく。脊髄の内部にある感覚性の神経細胞は神経管から生まれてきたものだから、弟である神経堤細胞由来の脊髄神経節から伸びでた神経線維が兄貴の細胞と手を結んだということになる。こうして脊髄神経節細胞は、末梢で受け止めた感覚情報を脳に送る一次ニューロンとして作動するものである。

　ついでながら、末梢神経のもう1つの要素である運動性の神経線維はどこからくるのだろうか？　こちらは神経管、つまり脊髄の中に生まれた運動神経細胞からの軸索として伸びでてくるから兄貴（神経細胞）の手そのものである。そのため、脳神経や脊髄神経は兄貴と弟（神経堤細胞）に由来する線維が仲良く共存しつつ、それぞれの働きを完遂していることになる。

6-2-2　神経堤細胞の向かう先

　このようにして分節状をなす神経堤細胞の集団の一部は前項で見たように脊髄神経節を作るが（図6-13①）、大部分はさらに移動していくことになる。まず第1群ともいうべき細胞は全身の表皮直下へ移動して、メラニン産生細胞に分化していく（②）。メラニンとは黒褐色の色素で、体表や体毛の色と大きなかかわりを持つものであるが、このメラニンを合成する細胞がメラニン産生細胞である。メラニン色素は体表ばかりではなく、眼球にも多く存在する。先天的にメラニン産生能が欠如すると白皮症といわれる状態になるが、これはヒトばかりではなく、いろいろな動物にも起きることが知られている。

　脊髄神経節の領域から移動してきたもう一群の細胞群は、脊柱の両外側で交感神経節というこれまた分節状をなす神経細胞の集塊に、さらには脊柱の腹側にある自律神経の細胞群に衣替

第6章 神経系の生まれ方

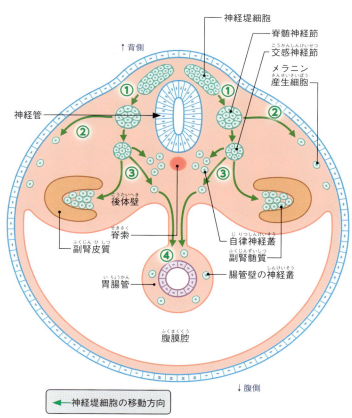

中胚葉層に落ち込んできた神経堤細胞は、①脊髄の背外側部でまとまって脊髄神経節を作る。②さらにその一部は表皮の直下を遊走して表皮内でメラニン産生細胞に分化する。また③一部の細胞は後体壁で自律神経節、副腎髄質の形成にかかわり、④腸管壁に移動して腸の運動を調節する神経になるものもある

図6-13 神経堤細胞の遊走

えするものもある（③）。その細胞の中にはさらに腹側の副腎を目指して移動して、副腎髄質の形成にも関わり合いを持つようになるものもある。こうした経過により、副腎髄質は交感神経節の出店のようなものと考えられている。

また神経堤細胞の中には、腸管の壁の中に向けて移動するものもある（④）。この細胞群は消化管壁の神経叢を構成して、腸管の平滑筋の運動を司るものである。腸管では平滑筋が自律的な収縮運動をおこなって、それにより消化管全体が食物を先へ先へと送りだす働きを持っている。蠕動運動というこの運動を調節するうえで大きな役割を営む細胞群に発展するというわけだ。こうして見てくると、体幹の神経堤細胞は末梢神経の主要な成分を生みだすきわめて重要な要素であることがわかるだろう。神経堤細胞にはもう1つ重要な使命がある。それは中胚葉の組織に混じり込んでいって、間葉組織の一成分として元来の中胚葉細胞と行動をともにすることである。

このとき、頭部にある神経堤細胞は頭部中胚葉（「第9章 ヒトのからだにサカナ時代の遺構」参照）に混じって、頭部・顔面の骨や骨格筋を作るようになる。こうした行動により、これまで非上皮細胞として一括してきたものは、中胚葉に由来する細胞に神経堤細胞が混じったものであり、その混成部隊の細胞群を間葉組織という用語で表現することは64ページで紹介した。

中胚葉といえば三胚葉の1つを指し、間葉といえば中胚葉由来の組織に神経堤由来の細胞が混在したものなので、微妙なニュアンスの差があることにご留意いただきたい。なお、間葉組織の行動については、これまでも折に触れて解説してきたが、「第7章 袋と管が作る体内の器官 PART①循環器」でもその様子を見ることになる。

第6章 神経系の生まれ方

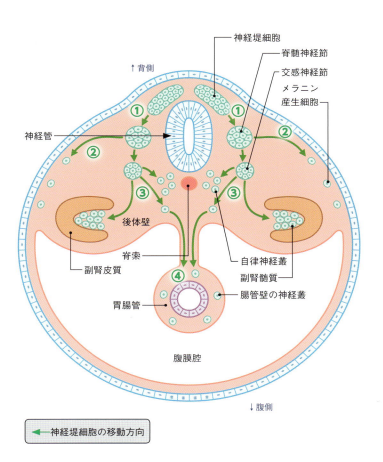

神経堤細胞の遊走（図6-13より再掲）

6-3 出店を作って多角経営する神経系

　中枢神経系は末梢からたくさんの神経線維が入ってくるし、また逆に末梢に向けてたくさんの神経線維がでていく。つまり中枢神経系は神経線維を経由して末梢の諸器官とダイナミックな情報のやり取りをしていることが大きな特徴である。

　ところが神経線維だけでのやり取りばかりではなく、脳自身の組織の一部をも大きく突出させて、まるで出店を作って多角経営するとでもいうべき大技も持っている。それだけたくさんの情報を脳自身が取り込み、また発信しなければならないからなのだろう。本項では、動物機能の代表である眼球と植物機能を代表する下垂体という、脳が作る双壁ともいうべき出店器官の生まれ方を見ていきたい。

6-3-1　眼球は脳からの出店

　受精後4週末頃の神経管で、いずれは間脳になる領域の神経管壁から、左右一対のふくらみが生まれてくる。これが眼球の主要部分として発展していくふくらみで、眼胞とよばれている（図6-14A）。

　眼胞は左右に向けて伸びだすと、すぐ体表の外胚葉に接触するようになる（図6-14B）。眼胞からの誘導物質の作用により体表の外胚葉には眼胞に向けて小袋のような陥没が生まれる。この小袋（水晶体胞）が将来のレンズに衣替えをすることになる（図6-14C）。

　さらに水晶体胞はより深部に落ち込むようになり、ついには球状の水晶体胞が分離する（図6-14D）。

　すると水晶体胞の方からも新たな誘導物質をだして、この作用により眼胞の先端部も内側に向けてより大きく湾曲して、カ

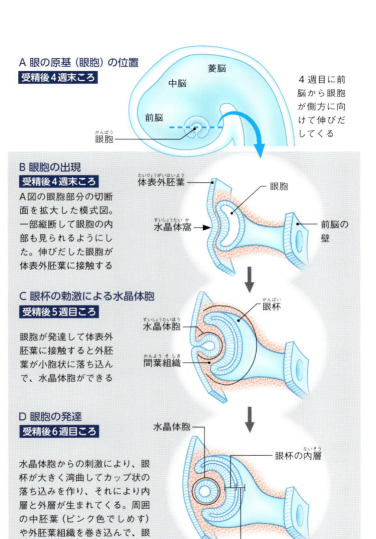

図6-14 眼球の形成

ップにも似た陥入を作るようになる。つまり相互に誘導が繰り返された結果、ついにはカップの入り口を水晶体胞で蓋をしたかのような眼球組織が生まれてくる（図6-14D、図6-15A）。こうした眼胞に生まれたカップ状の構造は杯にも似るということより眼杯とよばれる。

　眼杯と水晶体胞はさらに発展しつつ、周囲にある間葉組織をも眼球の中に巻き込んで、網膜の周囲を取り囲む脈絡膜や強膜を作らせて、完成した眼球に向かって発展していく。このとき、水晶体胞の前面にある体表外胚葉も角膜や結膜を作る運動にかかわるようになる。そのため、神経組織はもとより、外胚葉や中胚葉の成分もあげて眼球作りに参戦するということができる。

　カップ状の眼杯が生まれるとき、眼杯の側壁は2層構造（内層と外層）をなすようになるわけだが、この両者の重ね合わせで網膜が生まれてくる。そのため、眼杯の内層は神経管の壁と全く同様な組織構築をなしていて、神経上皮細胞やそれから分化した光を感知する視細胞、その情報を脳に送る視神経細胞など、網膜にあってもっとも重要な感覚機能を生みだす層に向けて発展していく。その一方で外層は網膜を外側から包み込む層になるが、これは色素上皮細胞とよばれて、視細胞に栄養を供給する細胞群として活躍する。このように網膜は眼杯の外層と内層との重ね合わせによって生まれてきたものなので、両者の間隙ははがれやすいという宿命をもっている。網膜剝離という病態がそれになる。

第6章 神経系の生まれ方

A 眼杯の発達

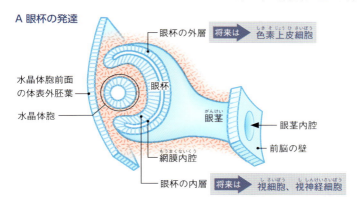

水晶体胞からの刺激を受けて眼胞の頂上部の細胞群は陥入するため、カップ状をなした眼杯が生まれてくる。それにより眼杯の側壁は外層、内層の2層構造を呈するようになり、外層からは網膜の色素上皮細胞が、内層からは視細胞や神経細胞が生まれてくる。眼杯と水晶体胞は周囲の中胚葉（░の部分）や水晶体前面の体表外胚葉とともに眼球を作るようになる

B 成体の網膜

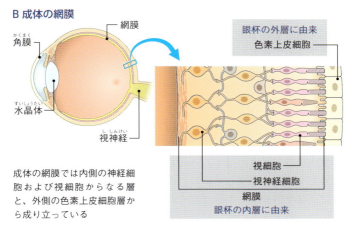

成体の網膜では内側の神経細胞および視細胞からなる層と、外側の色素上皮細胞層から成り立っている

図6-15 2層化する眼杯の側壁

眼球は視覚情報を受容する器官であるが、あらゆる感覚の中で視覚ほど情報量の大きなものはないだろう。そのため、脳はいわば眼球という巨大なアンテナ装置をからだの前方に向け、体表近くに出店として送り込んで、これに視覚情報の収集に専念させるといった戦略を採用している。だからどんな動物でもからだの向かう先である最前方部には顔があり、そこには必ず２個の眼球が付いている。

　こうした出店を用意するにあたり、まだ神経管ができあがる前の段階で、神経板の最頭端にある小さな領域がいずれは眼胞になるように運命付けられるようになる。このとき、*Pax*6という遺伝子が神経管の一部を眼杯に仕向ける作業にかかわり、また水晶体胞の形成にあたっては外胚葉上皮細胞がだすFGFや近傍の間葉組織が分泌するTGF-βが誘因となって、いくつもの遺伝子が連鎖的に作動しているといわれている。

　この経過で、水晶体胞からも眼杯に働きかけをおこない、その作用により、眼杯を外側の色素上皮と内側の網膜とに二分させるという図式が描かれている。同時に水晶体胞は表面の外胚葉にも働きかけて、角膜を作らせる働きも営んでいる。誘導が誘導をよんで複雑な構造を持つ眼球が生まれてくる。

6-3-2　間脳から生まれる下垂体

　間脳（図6-16）は、大きく視床とその下方に位置する視床下部との２部に区分して考えることができる。視床は全身からの感覚情報を集積させて、それを選りわけて大脳皮質や小脳へ送りだす機能を担当している。それに対して、視床下部の方は自律神経や内分泌の中枢として働き、内臓諸器官の活動を調節するという大きな役割を分担している。

第6章 神経系の生まれ方

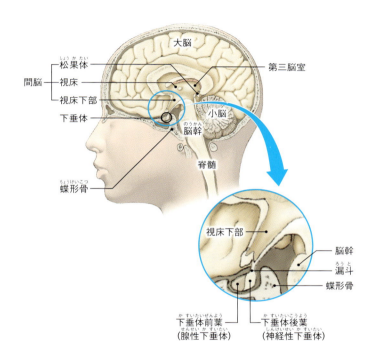

成体の頭部を折半して右側の脳を左側から見た図
脳を正中断して内側から見ると間脳は第三脳室の側壁を作っている部分だということがわかる。間脳の構成成分として視床、視床下部、松果体がある。視床下部からは下方に向けて突起物（漏斗という）があり、その先に下垂体が付いている。下垂体は蝶形骨の下垂体窩に収まり、前方の腺性下垂体と後方の神経性下垂体に2区分される。視床下部からの漏斗は神経性下垂体とつながっている

図6-16　脳の間脳（視床下部）と下垂体の位置と構造

この視床下部からも出店が生まれてくるが、それが下垂体というホルモン産生器官の総元締めとなる器官である。下垂体は腺性下垂体（一般に下垂体前葉ともよばれる）と神経性下垂体（一般に下垂体後葉ということが多い）の２部分からなる内分泌器官であるが（図6-16）、この器官についても眼球で見たのと同じように、脳からの突出と体表外胚葉からの陥没とが合体して生まれてくるということができる。

　これまで口咽頭膜と排泄腔膜が破れて原始腸管という１本の吹き流しのような管が生まれ、これが消化管に向けて発展していくことを紹介した。受精後４週目頃の胚子では、この口咽頭膜のすぐ頭側で、将来口腔の一部となる凹み（口窩という）の天井に、外胚葉から上方に向けた小さな凹みが認められるようになる。これをラトケ嚢という。この頃、口腔と鼻腔はまだ分離されていないため、口窩の上壁はそのまま将来の鼻腔の屋根に相当する部位だといってもよく、そのさらに上には発達しつつある脳、中でも間脳が位置するという関係にある（図6-17A）。

第6章 神経系の生まれ方

A 口咽頭膜の外方にある口窩　受精後4週目ころ

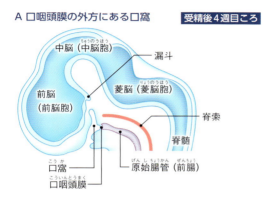

B 口窩にラトケ嚢が形成される　受精後5週目ころ

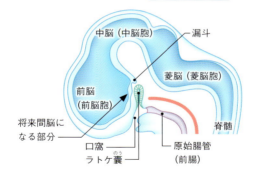

受精後4週目頃の胚子（A）と5週目頃の胚子（B）の正中矢状断面図
口窩から口腔上壁の上皮が脳胞に向かって伸びでて、ラトケ嚢を形成する

図6-17　ラトケ嚢の形成

口窩にできた凹みにはラトケ嚢という名前が付いているが、ラトケ嚢に向けて間脳の底部からも下方へ向けた突出（漏斗といわれる）があり、やがては両者が合体して、下垂体となるわけだ（図6-18）。

その結果、ラトケ嚢からは下垂体前葉が生まれてきて、成長ホルモン、乳腺刺激ホルモン、甲状腺刺激ホルモン、性腺刺激ホルモン、副腎皮質刺激ホルモンといったホルモンが分泌されるようになる。これらのホルモンは乳腺、甲状腺、精巣・卵巣、副腎皮質などの内分泌器官におけるホルモン分泌をコントロールしているため、下垂体前葉は内分泌の総元締めとして活動していると見なすことができる。

一方、漏斗の方は下垂体後葉として発展していく。ところが、下垂体後葉の中にホルモンを産生する細胞が棲んでいるか、というとそうではないことに留意する必要がある。視床下部の神経細胞がホルモン活性を持つタンパク質を合成して、それを漏斗の中を下降する長い軸索を経由して、その末端から後葉の毛細血管に向けて吐きだすという、風変わりにも見えるふるまいをしている。神経線維の終末端からホルモン物質を分泌させる現象は神経分泌とよんでいるが、下垂体後葉の毛細血管に向けて分泌されたホルモンはそのまま全身を巡るようになる。

下垂体後葉で神経分泌されるホルモンにはオキシトシン、バゾプレシンの２者があるが、これらは間脳の神経細胞が産生するもので、血液に向けて分泌する場だけを後葉に間借りしたと見ることができる。

神経分泌がおこなわれるのは後葉ホルモンの場合だけではなく、下垂体前葉でもこうした現象が見られることは興味深い点である。視床下部の神経細胞の中には前葉の細胞に作用して、下垂体前葉ホルモンの分泌を促進させる物質、あるいは抑制さ

第6章 神経系の生まれ方

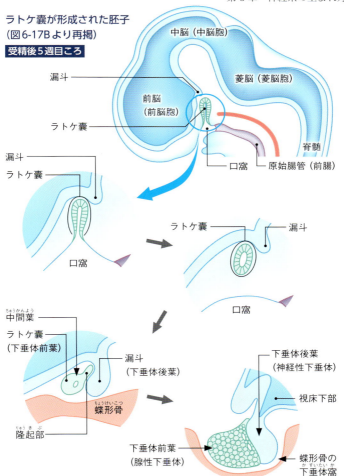

図6-18 下垂体の発生

ラトケ嚢に向けて間脳から漏斗がでる。ラトケ嚢は遊離して、漏斗と結合し、両者により下垂体が生まれてくる。ラトケ嚢から下垂体前葉が、漏斗から下垂体後葉ができる。完成した下垂体は蝶形骨の下垂体窩に収まる

せる物質を産生するものがある。この物質は軸索内を運ばれてきて下垂体前葉の中にある特殊な毛細血管に向けて神経分泌をおこない、これが局所の血流に乗って前葉の内分泌細胞に作用するようになる。その結果、下垂体前葉のホルモン分泌細胞の分泌機能を促進させたり抑制させるといった調節がおこなわれている。

　少し複雑になるが、具体的な例で見ることにしよう（図6-19）。視床下部の神経細胞から「副腎皮質刺激ホルモン（ACTH）を分泌しなさい」と指令するホルモン（ACTH放出ホルモン〈CRH〉の名がある）が分泌されると（図6-19❶）、これは下垂体前葉にあるACTHの分泌細胞に作用して、その分泌を促進させる（❷）。その結果、ACTHが活発に分泌されて、遠く離れた副腎皮質からのホルモンが放出される（❸）といった具合に指揮系統が作動している。

　神経系にあっては、神経細胞がシナプス（神経細胞の軸索がほかの細胞との接合部に作る特殊な構造）を経由して情報を次の神経細胞に送ることが基本である。シナプスでは細胞どうしをつなぐ特殊な構造を作り、そこではシナプス小胞から伝達物質の分泌がおこなわれている。一方の神経分泌にあたっても、神経細胞から伸びでた軸索の末端からホルモンを入れた小胞が毛細血管に向けて分泌をおこなっている。ホルモンを伝達物質と置き換えると、必ずしも全く異なる機能というわけではなく、神経分泌とは神経細胞が持つ顔の表と裏の違いに過ぎないと見ることができる（図6-20）。

図6-19　視床下部・下垂体前葉の協関とフィードバック機構によるホルモン分泌の調節（次ページ図解説）

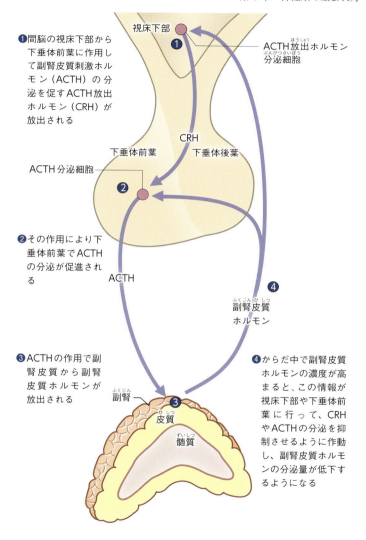

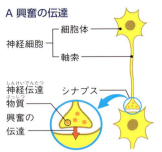
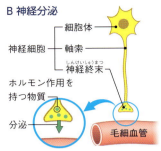

神経細胞は軸索の末端でほかの神経細胞と接合する部分にシナプスという特殊な構造を作っている。神経細胞の興奮が軸索を経てシナプスまで到達するとシナプスにある小袋から伝達物資● が放出され、伝達物質が次の細胞の興奮を誘発する。シナプスを介した興奮伝達により神経系は非常に複雑な回路網を構成している

神経分泌では神経終末の小袋からホルモン作用を持つ物質● を毛細血管に向けて分泌し、これが血流に乗って効果器に運ばれる。両者は異なる機能のように見えるが、ほかの細胞に作用をおよぼす物質を神経終末から放出するという点では共通した現象だと見ることができる

図6-20 神経細胞における興奮の伝達と神経分泌

その一方で、体内を循環する副腎皮質ホルモンの濃度が高すぎる状態になると、その情報が下垂体前葉や間脳の視床下部に作用して、CRHやACTHの分泌を抑制するように作用するといった調節系も持っている（❹）。こうした調節作用はフィードバック機構とよばれ、ホルモン分泌に限らずからだの中ではよく認められる調節機構である。中枢といえども、一方的に命令をだすばかりではなく、常に末梢の意向を汲みながら作動していることは人間社会でも参考になる事例といえるだろう。

脳からの出店によって分泌されるホルモンは血流に乗って全身に送られ、からだの活動を見事なまでに精巧に統御している。

第7章
袋と管が作る体内の器官

PART ① 循環器

　これまで見てきた器官造りは上皮・間葉組織の相互作用で進行する例であった。言い換えると薄皮とあんことの相互作用で生まれる器官群を見てきたというわけである。ところが、ここで紹介する器官造りは、やはり上皮・間葉の相互作用なのだが、特異な点は器官形成の場が間葉組織の中だということにある。そのため、あんこの中にどのようなプロセスでどんな器官ができてくるかという問題がテーマになる。

　とはいえ、あんこをどのように処理してもそのままでは器官は生まれてこない。そこでわたしたちのからだ造りにあっては、間葉組織の中に自らとは異質である上皮組織を作って、それともともとの間葉組織との間に相互作用を営ませるという戦略をとっている。つまり、あんこの中に無理やり上皮組織を作り、この上皮組織と間葉の相互作用を展開させるというわけである。こうして血管系や心臓といった循環器系、ならびに次の「第8章　袋と管が作る体内の器官　PART ②生殖器官と泌尿器官」で見る泌尿・生殖に関係する器官群が生まれてくる。

　ところが、生まれてきた器官群はどれにも共通するある大きな特徴を持っている。それは太いか細いかは別にして、すべては管そのもの、あるいは管の集合体だという点である。管も単純な管ばかりではなく、部分的にふくらむと袋のようになってその両端が管につながる。本章で紹介する循環器系は管と袋からなる器官群であり、一方の泌尿器や生殖器は細い管をいやというほどたくさん集めて器官ができている。

あんこが器官造りをしたところで、生みだしたのは管だけだったというわけである。それでも管にいろいろな機能を与えて、個々の器官が成立している。というわけで体内でも進行する器官造りの実態を循環器系を題材にして見ていくことにする。

7-1 循環器系の器官の特性

心臓の左心室をでた血液は大動脈に送りだされ、大動脈は次第に枝分れを繰り返しつつ全身に分布する細い動脈になり、さらに枝分れを続け、ついには毛細血管という、1個の赤血球だけを通すのが精一杯の太さを持つ細い血管になっていく。だからといってそれが終点ではない。もっと進むと毛細血管は次第にまとまって静脈につながり、やがては太い大静脈を経由して再び心臓の右心房に還ってくる。この間、血液の成分である赤血球は決してこの管から漏れでることはなく、体内に張り巡らされた血管系という閉鎖されたトンネルの中をぐるぐると駆け巡っている。しかもこのトンネル、太さにはいろいろな違いはあるものの、どこまでいっても決して外界との交通がなく、いくら進んでもまたもとに戻ってくる、というまるで「メビウスの輪」のような重大な特徴を持っている。血液を通す管となる器官群をまとめて「循環器」系とよんでいるのは、グルッと回ってまたもとに戻るという特性を表象するためである。

また、からだを造るすべての細胞は血液を通じて栄養や酸素の供給を受けている。その一方で、細胞活動の結果、発生した老廃物や二酸化炭素の排出も血液に委ねている。そのため、血液の通り道である血管系、中でも血管内外の物質交換を実行している毛細血管は、真の体内にくまなく張り巡らされていなければならない。だから全身のあらゆる領域、骨の中や心臓、太い動脈の壁の中に至るまで、ありとあらゆる器官の中にまで着

第7章　袋と管が作る体内の器官 PART ①循環器

動脈系

静脈系

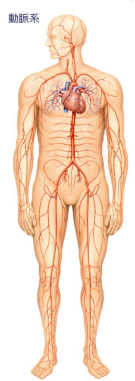
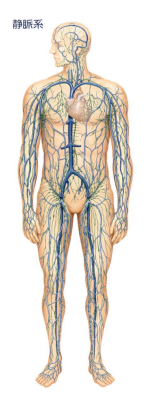

図7-1　全身をくまなく巡る血管系

実に進入していることに注目していただきたい。毛細血管がいきおよんでいない部分を探すなら、饅頭の薄皮の部分（具体的には皮膚の表皮と粘膜の最表層である粘膜上皮）、それに軟骨や眼球の角膜など、ほんのわずかしかあげることができない。

7-1-1　心臓も血管も壁は3層構造

循環器系の器官である心臓や動脈、静脈の壁を顕微鏡で精査するなら、ことごとく3層構造を呈しているのがわかる（図7-2）。血液の通る内側から外に向けて内膜、中膜、外膜の3層である。

中膜の層には血管の場合、平滑筋があって、この収縮により律動的な脈拍が起き、血液は先へ先へと向けて送りだされていく。心臓でも同様に中膜の層に心筋組織が充満していて、これの収縮により心臓のポンプとしての働きが生まれてくる。ただ心臓の場合、中膜を作る筋肉は心筋という名の横紋筋なので、中膜というよりは心筋層とよぶことの方が多いが、血管系と本質的な違いはない。

外膜は結合組織からなる線維成分が豊富な層で、心臓や血管の壁を補強する役割を持っている。また、心臓の心外膜では脂肪が非常に多く、その中に埋め込まれたかのように、心臓壁自体を栄養する血管系（冠状動脈と冠状静脈洞およびそれらの支流）が走行している。

目を内側に転じて内膜を見ると、その一番内側、つまり流血に曝されている層には内皮細胞という非常に薄い細胞があって、これが相互に密着していわばシート状に隙間なく敷き詰められている。内皮細胞の性状は上皮だと見ることができる。というのは、たった1層だけからなる内皮細胞が、隣接する細胞と密に接着してシート状をなして、血液の成分を容易には外に

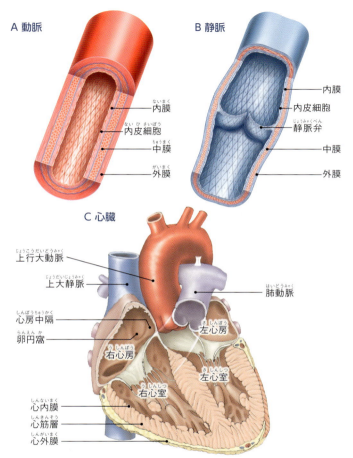

3器官とも壁は内膜、中膜(心筋層)、外膜の3層構造を呈している。内膜の一番内腔側には内皮細胞という1層の細胞層がシート状に敷き詰められていて、これが血液を外に漏らさないように作用している。中膜は血管では平滑筋、心臓では心筋が構成要素で、収縮機能を持つ。外膜は壁の補強装置で結合組織からなる

図7-2 血管と心臓の壁の3層構造

漏らさないバリアを作っているためである。

7-1-2　循環器の本態は内皮細胞だった

　これまで見てきたように、心臓や太い血管では、壁が明瞭な3層構造をなしている。しかし、動脈や静脈が枝分れして次第に細くなるにつれて、中膜や外膜の層も薄くなって、これが極限まで進行すると中膜、外膜はすっかり消えてしまい、最後には1層の内皮細胞だけが作る細い管になっている。これが毛細血管である。

　そこで、内皮細胞に注目して循環器系を見ていくなら、閉鎖されたトンネルを作っているのは、実は内皮細胞だったということに気づかれるだろう。つまり循環器系の器官の本態は内皮細胞であって、そのほかは壁に拍動を与えるとか補強するだけの、いわば補助的な層だということになる。

　内皮細胞のトンネルは「真の体内」の中を縦横無尽に張り巡らされている。だから、からだのどこを傷付けても必ずといっていいほど血がでてくる。小さな傷を作って血がでたとき、顕微鏡でやっと見える程度の内皮細胞が作る毛細血管がくまなく走行していることを実感していただけるだろう。

　もう一度、薄皮饅頭を持ちだすなら、あんこの中にもう1つ、トンネルのような空間があって、その中に血液を流していることになる。そのため、この壁を作る細胞は通常の上皮と同じと見なすことができるのだが、起源が間葉組織に遡上できる点を考慮して内皮細胞とよんでいる。

　真の体内には「4-2　体腔と消化管の発達」で詳しく見てきたように、中皮の名を持つ細胞が作る体腔という空間もあった。そのようなわけで、あんこの中には中皮が作る洞穴と内皮が作るトンネルがあることが明瞭になってきたであろう。上

第 7 章　袋と管が作る体内の器官 PART ①循環器

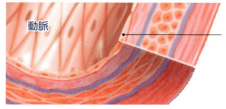

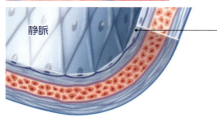

内皮細胞

内皮細胞

循環器系の器官では 3 層構造をなす壁のうち、内膜の最内層には 1 層だけからなる内皮細胞があって、内腔を流れる血流に対峙している

図7-3　動脈と静脈の内皮細胞

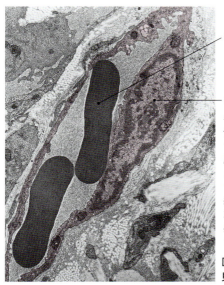

赤血球

内皮細胞の核

毛細血管は赤血球 1 ～ 2 個を通すだけの太さを持つ管で、その壁は内皮細胞からできている。もっとも細い毛細血管は写真で見るように 1 個の内皮細胞だけでできているが、次第に太くなるにつれて壁を作る内皮細胞が増加してくる

図7-4　電子顕微鏡で見た毛細血管と内皮細胞

皮、中皮、内皮という名を持つ3者、生い立ちはそれぞれに異なるが、細胞どうしがぴったりと密接していて、どこまでいっても切れ目のないシート、言い換えると袋を作るという特性は全く共通であることはいうまでもない。あんこの中にも薄皮があるという、なんとも名状しがたい「薄皮饅頭」だということになる。

7-2 血管と血球の生まれ方

　前置きがいささか長くなったが、この内皮細胞とその中を流れる血球の生い立ちから見ていくことにしよう。

　胚子のからだに卵黄嚢とよばれる袋があることは先に紹介した（「第3章　からだ造りの手順」）。受精後3週という早い時期に、卵黄嚢の壁に棲む未分化な間葉細胞（その生い立ちからして、おもに胚外中胚葉に由来する）がところどころで次第に突起を引っ込めつつ集まってきて、小さな集塊を作るようになる。血島とよばれるもので、こうした集塊は卵黄嚢の壁ばかりではなく、体幹の中胚葉層にも広くできてくる（図7-5A）。

　この小島にあっては、周辺にいる細胞は周囲環境に直に触れる一方で、中心部の細胞は周囲環境から遮断されてしまう。おそらくこうした環境との相互作用の差異が引き金になって、周辺の細胞と中央部の細胞はその後の運命を大きく変えていくようになる。

　周辺部の細胞は次第に薄くなるとともに、隣接する細胞との結合を強固にしてくる。いわば上皮細胞の特性をきっちりとしめすようになる。これが内皮細胞の原初の姿だということができる。それに対して血島の内部にいる細胞はほかの細胞との接着は極力さけて、一匹狼よろしく、個々で動き回る細胞となり、いずれこうした細胞から血液中の血球成分が生まれるよう

A 血島ができる

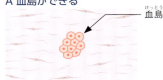

間葉組織の中で突起を引っ込めた間葉細胞が集積して血島を作る

B 内皮細胞と血球芽細胞に分化する

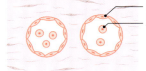

血島の外表にいる細胞は内皮細胞に、内部の細胞は血球芽細胞に分化する

C 内皮細胞どうしが融合する

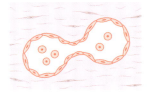

内皮細胞が作る小袋は隣接するものと融合して細く長い袋になり、この融合はさらに続くため、次第に長い毛細血管網へと発達する

D 内皮細胞が新生する

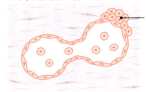

内皮細胞が局所的に増殖して、新たな血管の萌芽を作る増生法もある

E 新たな血管の出現

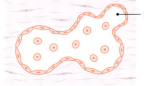

Dの増生法では萌芽の内皮細胞が単層化して管腔を囲むようになり、新たな血管が生まれてくる

図7-5 血管と血球の生まれ方

になる。将来、赤血球や白血球などいろいろな血球に向けて発展する潜在能を持った細胞は血球芽細胞とよばれている。そのため、血島の細胞は内皮細胞と血球芽細胞、言い換えると袋とその中身の細胞との2群に分化したということができる（図7-5B）。

　血島の内皮細胞が作る小袋は、やがて隣接する小袋と融合して、次第に長く伸びて管のような形状をなすようになり、もっとも早い段階の毛細血管が生まれてくる。からだの中の随所に血島ができてくるため、毛細血管どうしの融合はどんどん進行して、次第に長く、ときには枝分れもしながら発達して、いつしか全身にくまなく分布する毛細血管網が生まれてくるというわけだ（図7-5C）。また内皮細胞は外に向けて増殖して芽のような細胞集団を突きだして、既存の毛細血管から新たな毛細血管を新生させるという手立ても持っている（図7-5D、E）。

　毛細血管の中を流れる血液の量が増加すると、それに呼応して次第に太さも増してくる。すると1層の内皮細胞だけでは脆弱すぎて破綻の危機にせまられてくるだろう。そこで外周に膠原線維が加わって補強するようになる。さらに血流量が増すと、補強層に平滑筋の細胞も生まれてくる。かくして平滑筋細胞が増加すると、拍動する動脈あるいは静脈へと発展していくことが推測できるはずだ。

　こうして全身の各部からきた血液を集めて大量の血液を運ぶ太い血管となり、これが生まれつつある心臓の尾端（将来の心房）につながるため、血液を心臓に送り返す静脈系となって発展していく。また全身へ血液を送る本幹の方は心臓の頭端（将来の心室）に連結して血液を全身に送る動脈系として発達していくことになる。

　ここまで見てくると、循環系はその発端から閉じた袋として生まれてきて、それらがどんどん融合し、また枝分れを繰り返

第 7 章　袋と管が作る体内の器官 PART ①循環器

A 血島ができる

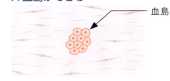
血島

間葉組織の中で突起を引っ込めた間葉細胞が集積して血島を作る

B 内皮細胞と血球芽細胞に分化する

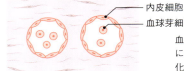
内皮細胞
血球芽細胞

血島の外表にいる細胞は内皮細胞に、内部の細胞は血球芽細胞に分化する

C 内皮細胞どうしが融合する

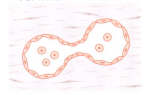

内皮細胞が作る小袋は隣接するものと融合して細く長い袋になり、この融合はさらに続くため、次第に長い毛細血管網へと発達する

D 内皮細胞が新生する

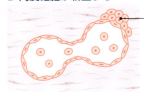
新生した内皮細胞

内皮細胞が局所的に増殖して、新たな血管の萌芽を作る増生法もある

E 新たな血管の出現

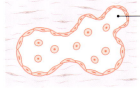
新生した毛細血管

Dの増生法では萌芽の内皮細胞が単層化して管腔を囲むようになり、新たな血管が生まれてくる

血管と血球の生まれ方（図7-5より再掲）

して、複雑さを増しながらも、行き止まりのないトンネルのまま成長してきたものだということがわかるだろう。それにあたって、内皮細胞という名の上皮細胞にも上皮である限り「端があってはならない」との原則が脈々と受け継がれていることは興味深いものだ。

　また血球の方も生まれながらにして、内皮細胞が作るトンネルの中に棲むという運命を背負っていることがわかるはずだ。からだ造りとは、あくまでも原則に忠実であることに驚かれるに違いない。

7-3 心臓の特性と生まれ方

　心臓は循環系の要となる器官である。全身を巡って二酸化炭素の濃度が高くなった血液を、大静脈から心臓の右心房へ回収して、これを右心室の駆動力を使って肺動脈を経由して肺に送る。肺ではガス交換が実行されて酸素を大量に含んだ動脈血に蘇らせて、これを肺静脈の経由により心臓の左心房へと送りだされている。動脈血はさらに左心室が持つ強力なポンプ作用により、大動脈を経て全身の細い血管にまで分配されていく。そのため心臓は循環系のポンプとして働いていることはいうまでもない。

7-3-1　心臓の位置付け

　心臓のポンプと血管系の組み合わせを見ていくと、わたしたち哺乳類の場合、心臓から肺へいってさらに還ってくる肺循環系と、血液を全身に送りだしそれを再び心臓へ回収する体循環系の2つのシステムがあることがわかる。実に巧妙なことには、心臓に4部屋を設定することにより、いわば8の字状に血

第7章 袋と管が作る体内の器官 PART ①循環器

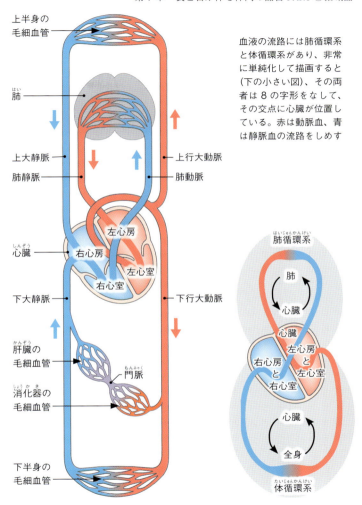

図7-6 8の字の交点で働く心臓

液を流す経路を作り上げ、それによって肺循環系と体循環系をドッキングさせている。その8の字が絡み合う交点に心臓というポンプが位置しているわけだ（図7-6）。

　このポンプ作用をもう少し詳しく見るなら、心臓には左右の心房と左右の心室という合計4個の部屋があり、右心房と右心室の間には三尖弁、左心房と左心室の間には僧帽弁、右心室と肺動脈の間には肺動脈弁、左心室と大動脈の間には大動脈弁があり、これら4個の弁の作用により、血液は決して後戻りすることなく、ひたすら前へ前へと向けて駆出されている。だから血液は全身を循環できるわけだ。なんらかの原因で一方向に向けた流れが停滞するなら、身近な例ではエコノミークラス症候群も起きるし、肝臓が肥大して腹水がたまるなど、命に直接かかわる重篤なケースも起きてくる。

　4個の部屋を持ちながら、右、左の心房が収縮するときには三尖弁と僧帽弁が開いて、拡大する右、左の心室へ血液を送り、次いで右、左の心室が収縮して大動脈、肺動脈へ血液を送るときには、三尖弁、僧帽弁が閉じて逆流を防止しつつ、大静脈や肺静脈からの血液を入れるべく右、左の心房が拡張している（図7-7）。

　つまり、右心房・左心房と右心室・左心室は交互に収縮と拡張を繰り返し、この拍動が1分間に約72回も続くわけである。だから1日には約10万回（72回×60分×24時間）、もし100歳まで生きるとするならさらに365日×100年を掛けただけの拍動を繰り返していて、その数たるや30億回を優に超える数字となるばかりか、一瞬たりとも休むことがなく、また非常に規則的なペースでこれを繰り返している。人体の耐久器官といえば心臓をおいてほかにはないだろう。

第7章 袋と管が作る体内の器官 PART ①循環器

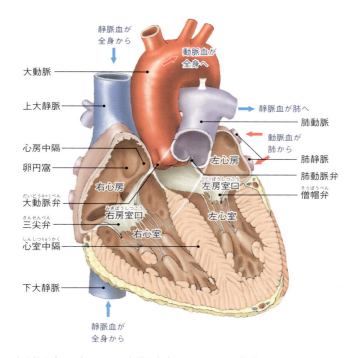

大血管を含めて切りだした心臓を心嚢にあったままの位置に置き、前壁を切除して内景を見た。心臓は右心房、左心房および右心室、左心室の4室からなっている

大静脈から右心房に還ってきた静脈血は三尖弁口（右房室口）を経由して右心室へ、次いで肺動脈を経由して肺に送られる

肺でガス交換されて蘇生した動脈血は肺静脈から左心房へ、僧帽弁口（左房室口）を経由して左心室に送られ、左心室の駆出力によって大動脈から全身に送られる

2個の房室弁と2個の動脈弁により、血液はひたすら前に向けて送られるしくみになっている

図7-7 心臓の構成

7-3-2 心臓の生まれ方

　2心房2心室からなる人間の心臓が生まれてくる経過を見ていると、1心房1心室しか持たないサカナの段階にはじまり、次いで2心房1心室の両生類や爬虫類の様相を経て、最終的に2心房2心室を持つ哺乳類の心臓が完成してくるという、段階を踏まえた発展があることがわかる。サカナからヒトに至る5億年の進化の歴史が、そのまま10ヵ月にも満たない胎児の発育の経過に繰り返されていることが見て取れて、からだ造りの営みには目を見開かされるばかりである。

　そこで魚類、両生類、哺乳類の心臓の基本的な構造を、次ページの図を見ながら比較してみることにしよう。

　図7-8Aで見るように、魚類の心臓では、尾方の大静脈から流入してきた血液が心房から心室へと向かい、心室の持つポンプ機能によって心室から大動脈を経由して全身に送られていく。このとき、心室から大動脈へ移行する部分は次第に細くなっていくため、その形状より動脈円錐という名前も付いている。血液の流れを追って見ていくと、少し曲がってはいるものの、1本の管であることがわかる。サカナの段階では水中生活を営んでいて、血液のガス交換はエラだけでおこなわれている。だからまだ肺は存在しないのでそこへ血液を送る方便については、全く考慮する必要もないのだろう。だから1心房1心室だというわけだ。

　ところが両生類になると、肺が生まれてきて、水中でのエラによる呼吸と陸上での肺による呼吸を両立させている。そのため、肺に血液を送って、ガス交換して綺麗になった動脈血を、再び心臓に戻してくるルートが用意されなければならない。そこで心室から送りだされた血液の一部を肺に送るルートと、ガス交換を終えて綺麗になった血液を受け入れる左心房を独立さ

第7章　袋と管が作る体内の器官 PART ①循環器

A 魚類（サメ）の心臓

尾方の大静脈から心臓に入った血液は心房、心室を経由して大動脈から全身に送られる。大静脈から大動脈に至るまで、1心房1心室からなる1本だけの管である

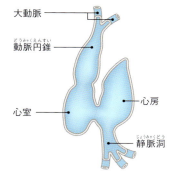

B 両生類（カエル）の心臓

エラ呼吸と肺呼吸を両立させる両生類では、肺から還流してきた血液を受け入れるべく、心房中隔を作って左右心房を独立させる。しかし、心室の分離はおこなわれていないので、肺動脈が独立することはなく大動脈と共用している。2本の動脈の機能を担当する動脈を動脈幹とよんでいる

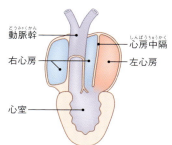

C 哺乳類（ヒト）の心臓

右心室とそこから肺に向かう肺動脈を独立させて、2心房2心室の心臓ができあがる。これにより肺循環系が確立する

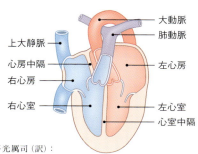

A.S.ローマー、T.S.パーソンズ：平光厲司（訳）：
脊椎動物のからだ〈その比較解剖学〉第5版より改変

心臓の進化。心臓を前額断して内腔を見えるようにした略図。B、C図では大動脈や肺動脈の基部だけを前額断して心室との関係がわかるようにしてある

図7-8　心臓の構造の比較

A 2本の毛細血管が出現

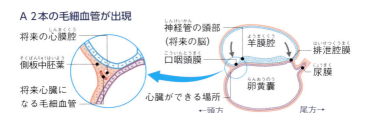

受精後3週にも満たない頃、側板中胚葉の最先端の中にできる空所（将来心膜腔になるスペース）に寄り添うようにして、将来心臓になる2本の毛細血管が生まれる

B 胚盤の折れたたみ運動による位置の変化

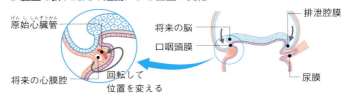

2本の毛細血管は融合して1本の原始心臓管となる（図7-10参照）。この頃、胚盤の折れたたみ運動がどんどん進行しているので、それにともない、原始心臓管も位置を変え、口咽頭膜の下に位置するようになる

C 原始心臓管の定置

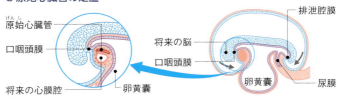

さらに折れたたみ運動が進行して、原始心臓管は口咽頭膜と卵黄嚢の間に定置する

受精後3週から4週の胚子を正中矢状断して、右側のものを左方向から見た図。→ は胚盤の折れたたみ運動の方向

図7-9 心臓ができる場所と原始心臓管

第 7 章　袋と管が作る体内の器官 PART ①循環器

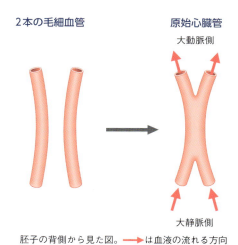

胚子の背側から見た図。→ は血液の流れる方向

図7-10　2本の毛細血管から1本の原始心臓管になる過程

せるようになる。ただ、肺にいく血液量が少ないので、ポンプ装置である心室は2系統までも用意する必要はないということで、1個の心室で全身に送る分と肺に送る分を共用している。動脈についても心室からでた1本の動脈（2本の動脈の働きを兼ねている動脈を動脈幹という）であって、その先で全身に向かう大動脈と肺に向かう肺動脈を分離させている。こうして2心房1心室の心臓を作り上げて、これを活用している。

　さらに陸上生活を発展させて、エラ呼吸を放棄した哺乳類になると、全身を巡ってきたすべての静脈血を肺に送るために、さらに大きな駆動力が必要になる。そこで、専用のポンプとして右心室を独立させるようになってきた。それにともない、右心室から肺に向かう肺動脈と、もともとの左心室およびそこから全身に向かう大動脈をそれぞれ独立させて、2心房2心室と

して、前項で見た8の字状の循環系を作り上げてきたというわけである。これから見ていくヒトの心臓が生まれてくる経過はまさにここで見た進化の経過を追随していることになる。

①はじめはサカナの心臓

受精後3週にも満たない早い段階の三層性胚盤にあって、いずれは破れて口の部分になる口咽頭膜よりもさらに前方の側板中胚葉の層（図7-9A、図7-10左）にペアになった2本の毛細血管が生まれてくる。

やがて隣り合う左右の2本が融合して胚盤の正中部を頭尾方向に走行する1本の管からなる原始心臓管へとモデルチェンジする。これがもっとも早い段階の心臓である（図7-9B、図7-10右）。

原始心臓管の一端は心臓の出口、つまりいずれは頭側の大動脈に続く方であり、尾側になる他端には体壁や卵黄嚢の方からきた血管がつながっていて、こちらは全身を巡ってきた静脈の血液を受け取る大静脈側である。

「第4章　折れたたみで胚子の形が変わる」でも説明したとおり、神経管で将来の脳になる脳胞部分が大きくせりだしてくるのにともない、胚盤の折れたたみ運動が急速に進行するため、胚盤の最先端にあった原始心臓管は口咽頭膜よりも尾方へと位置を変えるようになる。その結果、原始心臓管は前腸（原始腸管のもっとも頭側部）の腹側に定置して、この場所でそれ以降の発達を続けるようになる（図7-9C）。

原始心臓管は単純な1本の管であったが（図7-9A、図7-10右）、次第に4ヵ所のふくらみと、各ふくらみの間に3ヵ所のくびれが明瞭になる（図7-11A）。4ヵ所のふくらみとは頭方から尾方に向けて心球、心室、心房、静脈洞であり、それらの間のくびれには球室溝、房室管、洞房溝の名前が付いている。

第7章 袋と管が作る体内の器官 PART ①循環器

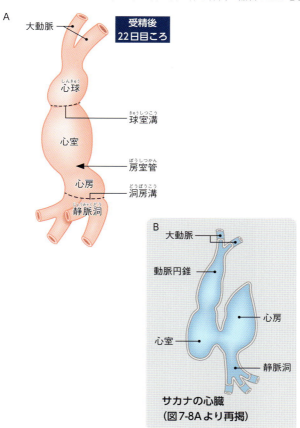

受精後4週はじめにできあがった原始心臓管に4ヵ所のふくらみ（頭方から心球、心室、心房、静脈洞）と3ヵ所のくびれ（頭方から球室溝、房室管、洞房溝）が認められる（A図）。尾方の静脈洞には静脈が連なり、頭方で心球の先は大動脈につながっていく。しかしまだ1本の管で1心房1心室のサカナの段階（B図）にある

図7-11　管状段階の心臓とサカナの心臓

心球の大部分は将来の右心室になる領域であり、心室は将来の左心室に、心房は左右に大きく拡大してそれぞれ将来の右心房、左心房へと発展していく（図7-12）。しかしこの段階ではまだ1本の単純な管が変形しただけに過ぎず、1心房1心室からなるサカナの段階の心臓だということができる（図7-11B）。

　原始心臓管の発達にともなう外景の変化を図7-12でもう少し見ていこう。はじめ縦長だった原始心臓管（図7-12A）では、まず、尾方の静脈側が頭方へせり上がってくるという現象がある。そのため、次第に心房が心室と同じ高さになる（図7-12B）が、さらにこの上昇が続いて心室よりも上の高さに位置するようになる（図7-12C）。そのため、斜め前から見るとSの字を横にしたような形状をなすようになってくる。左右対称形に生まれてきたヒトのからだは、発達するにおよんで次第に左右非対称となるが、その最初にできる非対称性が心臓の見せるこのS字形である（B、C）。また心房は左右に大きく拡大するという事象もある。その結果、4週末までには心球と心室が横にならび、心房が後方から心球、心室を抱きかかえるような状態になる。

第7章 袋と管が作る体内の器官 PART ①循環器

A 1本の管である原始心臓管
受精後22日目ころ

原始心臓管は頭尾に長い1本の管である

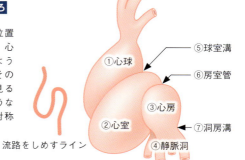

- ①心球
- ⑤球室溝
- ②心室
- ⑥房室管
- ③心房
- ⑦洞房溝(どうぼうこう)
- ④静脈洞

流路をしめすライン

B 心球、心房が膨大しS字状を呈する
受精後22〜23日ころ

心房が膨大しながら位置を高くするとともに、心球と心室が横に並ぶような位置取りをする。その結果、斜め前方から見るとSの字を横にしたような形をなし、左右の非対称性が生まれてくる

- ①心球
- ⑤球室溝
- ⑥房室管
- ③心房
- ②心室
- ⑦洞房溝
- ④静脈洞

流路をしめすライン

C S字化が進み心球と心房が並ぶ
受精後28日目ころ

S字化がさらに進み、心房の位置が高くなるとともに左右に膨出を大きくする。それにより、心房は心球と心室を後方から抱きかかえるような形状をとる

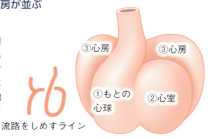

- ③心房
- ①もとの心球
- ②心室

流路をしめすライン

図7-12 心臓の外景の変化

②心房が2つにわかれてカエルの心臓になる

　心臓の外景がどんどん変化しているとき、内景もその様子を大きく変化させている。そこで心房の内景がどのように変わるかを見ていこう。

　左右に拡大した心房の内部では、天井から緞帳のような薄い膜が下方にある房室管（心房と心室をつなぐ管）の壁を作る組織をめがけて下りてきて、これが左右の心房を仕切る心房中隔へと発展する。同時に房室管の壁でも房室管を囲む周囲の組織（心内膜クッションの名前を持つ組織）が発達して内腔にめがけて張りだしてくる。そのため、1個の房室管が左右2個の房室管、つまり将来の三尖弁口（右房室管）と僧帽弁口（左房室管）とに分離されるようになる（図7-13）。こうして右心房と

A 房室管1つの段階
受精後4週末ころ

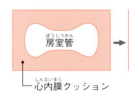

└─ 心内膜クッション

心房中隔が形成されつつある頃、房室管はまだ1つだけの通路である。房室管の周囲には心内膜クッションとよばれる特殊な組織が発達している

B 心内膜クッションの発達
受精後5週はじめころ

5週はじめ頃　心内膜クッションの組織が発達してくる。
↑は心内膜クッションの発達する方向

C 房室管の二分
受精後5週末ころ

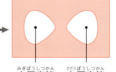

右房室管　　左房室管

心内膜クッションの組織が新たな壁になって房室管を右、左に二分する。心内膜クッションの壁に向けて心房側では心房中隔が、心室側では心室中隔がつながる

心房から心室に向かう流路の房室管が二分される様子を心室側から見た図

図7-13　房室管の2区分

左心房の2心房に1つの心室を持つ2心房1心室からなる心臓ができてきて、これはちょうど両生類の段階ということになる（図7-14）。

心房が左右に分離するにともない、右心房にははじめから存在した大静脈系が流入してくる一方で、肺と心房付近の間葉組織内に生まれた血管系が肺静脈として発達し、これが左心房に流入するようになる。この段階の動物では肺もできているので、肺で血液のガス交換をおこなうことができるものの、全身を巡ってきた静脈血（二酸化炭素濃度の高いいわば古い血液）と肺から戻ってきた動脈血（酸素濃度の高い新鮮な血液）が心室で混じり合うことになる。そのため、ガス交換の効率が十分とはいえない状態にある。

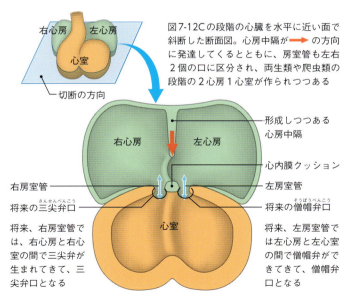

図7-14 心房中隔の形成による左右心房の分離

③哺乳類の心臓に向けた構造改革

　次いで心室をも2つにわけて、右心室からは肺動脈へ、左心室から大動脈に向けて血液が流れる複式の構造にしなければならない。この作業にあたって、これまでの段階で連続していた心球と心室を、右心室と左心室との独立した部屋に分離するとともに、動脈の発端部（いずれ大動脈と肺動脈との2本に区分される前段階にある動脈なので、動脈幹とよばれる）を大動脈と肺動脈に続くように2分割し、これにより右心室の血液を肺動脈へ、左心室の血液を大動脈に流すように流路の改変が求められる。

　そこで起きるのが心球部の隔壁建築である。心球は血流路に沿う方向に次第に長くなって、血流的に遠い部分になる動脈幹とその反対で心室に近い部分である原始的な右心室、さらに両者の移行部（内径の大きな心室から内径の小さな動脈に移行する部分でその形より心円錐という）との3部が区分されるようになる。これら3部に起きる変化を順々に見ていこう。

　動脈幹はその先で将来の大動脈と肺動脈に続いているわけだが、この動脈幹の内壁に相互に向き合うように2個の高まりが生まれ、次第に背丈を高くしてついには両者の高まりの頂点で融合するようになる（図7-15、図7-16の①、②）。つまり動脈幹の内部に隔壁ができて、この隔壁により動脈幹は縦方向に分割されて、大動脈と肺動脈として独立するようになる。

　同様に心円錐の内壁にも相対する方向に2個の高まりができ（図7-15、図7-16の③、④）、これが発達して円錐部の隔壁として心円錐部を縦方向に2区分するばかりか、上方に新生された動脈幹の隔壁にも連続していくようになる。

第 7 章　袋と管が作る体内の器官 PART ①循環器

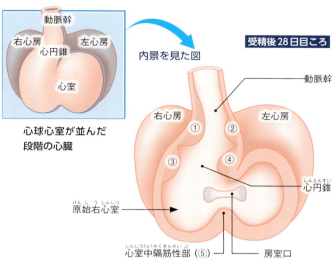

受精後 28 日目ころ

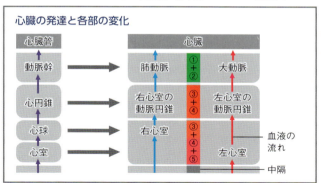

受精後 5 週目頃の心臓
心球は、動脈幹、原始右心室、心円錐に 3 区分されるようになる。
動脈幹、心円錐、心室の前壁を前頭断して、内景を見たのが右下の図。
動脈幹を二分する組織（①と②）、心円錐を 2 区分する組織（③と④）
がでてきて、これらが心室中隔を作る（図7-16、図7-17参照）

図7-15　動脈幹、心円錐の 2 分割

円錐部の隔壁は下方にも伸びでて、心室の下壁にある心室中隔筋性部につながり、また房室管を2区分した房室中隔とも連続するようになり、心室中隔が完成してくる（図7-16、図7-17）。心室中隔の完成により、心球を主体とする右心室と、もともとの心室に由来する左心室とに2区分されるようになる。その結果、左心房から左房室管（将来の僧帽弁口）を経由して左心室に入ってきた血液は大動脈に、右心房から右房室管（将来の三尖弁口）を経て右心室へきた血液は肺動脈へ流れるようになり（図7-17）、哺乳動物に特徴的な2心房2心室の心臓が完成するわけである。

　なお、ここであげた心円錐部は、成体の左心室、右心室にあって、大動脈、肺動脈に向かう部分が円錐状をなしているため、左心室の動脈円錐、右心室の動脈円錐とよばれる部分で、それぞれの円錐の頂上から大動脈、肺動脈がでている。

　これまでとくに注目してこなかったが、心室の中隔形成にあたり、ある1つの事実をあげておく必要がある。すでにお気づきかとも思うが、左心室から大動脈に向かう流路（図7-19で赤でしめした流路）と右心室から肺動脈に向かう流路（図7-19で青でしめした）がねじれているということだ。このねじれが生まれるのは、動脈幹中隔、円錐中隔、心室中隔が同一平面にあるわけではなく、血流の方向に沿って90度ねじれているからである（図7-19）。そのため先に記した心臓が8の字の交点に位置することの実態は、この中隔組織のねじれが原因だったということが了解できるはずだ。

　動脈幹や心円錐を2区分する中隔の組織には「6-2　神経堤細胞は神経細胞の弟分」で見た神経堤から遊走してきた神経堤細胞群が加わっているとされている。そればかりか、神経堤に由来する細胞は心筋層や外膜の発達にも大きく関与しているらしい。そのため、きわめて複雑で微妙な心臓の形態形成が、神

第7章 袋と管が作る体内の器官 PART ①循環器

5 週末ころ

動脈幹の内壁に中隔になる組織が隆起してくる（動脈幹中隔、①、②）。動脈幹中隔は肺動脈と大動脈を分離する壁で、この中隔の手前は肺動脈、向こう側は大動脈の内腔になる。その下方の心円錐でも内腔に向けた組織の隆起が起きる（③、④）。この頃すでに心球と心室の底部には両者を区分する筋組織（心室中隔筋性部）ができている。また房室管の2区分が進行中である

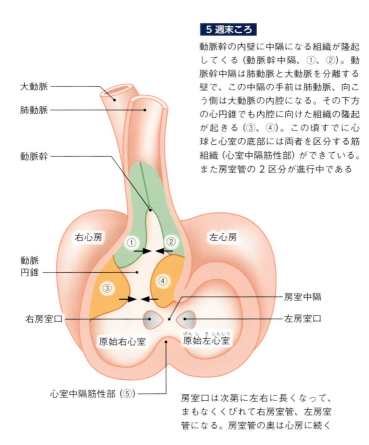

房室口は次第に左右に長くなって、まもなくくびれて右房室管、左房室管になる。房室管の奥は心房に続く

図7-16 心室中隔の形成（その1）

受精後 7 週末ころ

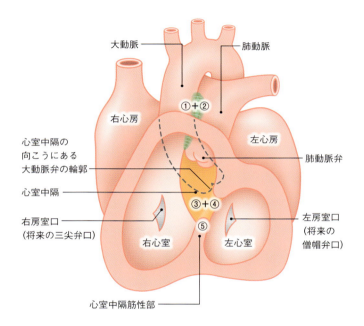

動脈幹中隔の形成により動脈幹は大動脈と肺動脈に分離する。円錐中隔が発達して動脈幹中隔に連続するほか、下方に向けて発達して房室中隔や心室中隔筋性部⑤の組織に合体する。それにより、右心室と左心室が独立して、それぞれが肺動脈、大動脈への流路につながるようになる。この頃、房室口も右、左が完全に独立している
①〜⑤は図7-16の数字と対応する

図7-17　心室中隔の形成（その2）

第 7 章　袋と管が作る体内の器官 PART ①循環器

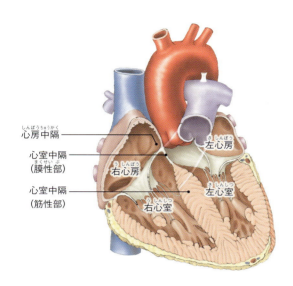

図7-18　心室中隔によって心室が左右に隔てられている成体の心臓

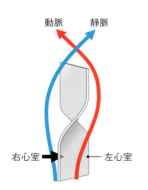

仮に動脈幹中隔、円錐中隔、心室中隔だけを取りだして図解するなら、1枚の平板ではなく、血流路に沿って90度の角度でねじれている。そのため動脈血の流路と静脈血の流路（図7-18の青線と赤線）がねじれるようになる

図7-19　右心系と左心系を隔てる中隔の形状

経堤細胞の巧妙きわまりない造形活動により、寸分狂わず的確に展開されていると見ることもできる。これだけ複雑かつ精緻なメカニズムが作動するとなると、その途上で神経堤細胞の遊走に異常が起きることも心配になる。事実、心臓にはいろいろな程度の発生異常がもたらされ、それらは先天性心疾患としてまとめられている。その中には神経堤細胞の遊走の不全によるものもたくさんある。

④胎児の生活は水の中

陸上で生活する哺乳類では肺呼吸が必須である。そこでわたしたちのからだは全身の循環系である体循環系に、肺を巡る肺循環系を接続させることにより、効率のよい血液供給システムを確保させてきた。発生の経過を見ていると、このシステムを完成させるためには多大の労苦が必要で、心臓は神経堤細胞までをも動員させて、なんとかこの難事業に成功してきたと見ることができる。

ところがよく考えてみよう。子宮の中で発育を続ける胎児は羊水という水の中で生活をしているだけで、決して肺呼吸をしているわけではない。だからサカナの状態にあるというべきだろう。そのため、いずれ適応する陸上生活のためにふさわしい心臓を作ったとしても、羊水中ではむしろ邪魔者になるのではないだろうか？　そのとおりである。そこで陸上生活に適応した立派な心臓を作りながらも、水中生活をしている間には必要のない装置を休ませておくという配慮も必要である。そのためにいくつかの仕掛けを用意しながら、周到に未来予測事業を完遂している（図7-20）。

その第1として、羊水中の胎児では肺呼吸をしているわけではないから、肺循環系は無意味な存在だということだ。そこで肺循環系を抜け殻にする2つの仕掛けを用意している。

第7章　袋と管が作る体内の器官 PART ①循環器

A 胎児における循環路

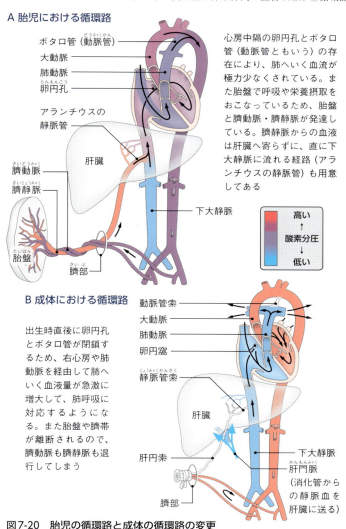

心房中隔の卵円孔とボタロ管（動脈管ともいう）の存在により、肺へいく血流が極力少なくされている。また胎盤で呼吸や栄養摂取をおこなっているため、胎盤と臍動脈・臍静脈が発達している。臍静脈からの血液は肝臓へ寄らずに、直に下大静脈に流れる経路（アランチウスの静脈管）も用意してある

B 成体における循環路

出生時直後に卵円孔とボタロ管が閉鎖するため、右心房や肺動脈を経由して肺へいく血液量が急激に増大して、肺呼吸に対応するようになる。また胎盤や臍帯が離断されるので、臍動脈も臍静脈も退行してしまう

図7-20　胎児の循環路と成体の循環路の変更

心房を右心房と左心房に2区分する心房中隔の存在については先に触れたとおりである（262ページ）。心臓は苦労して心房中隔を作りながらも、その隔壁に小さな穴をあけておいて、胎生期には右心房の血液を直接左心房に送るようにしている。この穴は卵形をしているので卵円孔とよばれているが、この穴の存在により、右心室に入る血液は減るだろうから、結果的に肺にいく血液も減るものと期待される。

もう1つは、右心室から肺動脈へやってきた血液を、肺へはいかずに大動脈に送ってやるバイパス路（動脈管あるいはボタロ管という）を確保させていることである。このバイパス路の存在によって、肺動脈の血液のかなりは大動脈に流れていくので、肺はさらに一層開店休業状態になってしまう。心臓は無意味なところには血液を送ることはしないというわけだ。

第2の問題として、肺が開店休業状態なら、胎児はどのようにして呼吸をしているのだろうか？　その答えは胎盤の存在である。母体と胎児の組織の協働作業で作られた胎盤には、母体からの血液が大量にやってきて、これと胎児の血液の間でガス交換が起きるしくみになっている。だから肺が休眠していても、胎盤から栄養やら酸素を取り入れるので、一向に困らないわけだ。

成体のからだが持つ胃や腸といった消化管の場合、そこからの静脈血のすべてを肝臓に運ぶための静脈路（これを肝門脈という）を経由して消化・吸収した栄養物を肝臓へ運ぶルートを持っている。そのため、胎児の場合も胎盤からきた高酸素・高栄養の血液を運ぶ静脈も素直に進めば肝臓にいくことになるが、その一部を肝臓へやらずに直に下大静脈に送るバイパス路も確保してある。アランチウスの静脈管とよばれる静脈の存在である。だから無駄に大量の血液を肝臓に送る愚を避けるという、そんな技もやってみせている。

第7章 袋と管が作る体内の器官 PART ①循環器

A 胎児における循環路

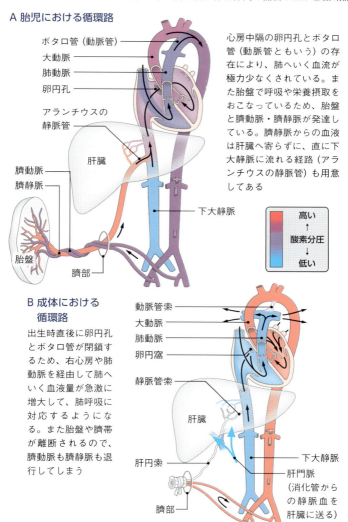

心房中隔の卵円孔とボタロ管（動脈管ともいう）の存在により、肺へいく血流が極力少なくされている。また胎盤で呼吸や栄養摂取をおこなっているため、胎盤と臍動脈・臍静脈が発達している。臍静脈からの血液は肝臓へ寄らずに、直に下大静脈に流れる経路（アランチウスの静脈管）も用意してある

B 成体における循環路

出生時直後に卵円孔とボタロ管が閉鎖するため、右心房や肺動脈を経由して肺へいく血液量が急激に増大して、肺呼吸に対応するようになる。また胎盤や臍帯が離断されるので、臍動脈も臍静脈も退行してしまう

胎児の循環路と成体の循環路の変更
（図7-20より再掲）

ここにあげた、胎児の時代に活躍していたバイパス装置は、母体外へ生み落とされて肺呼吸をはじめたその瞬間から、今度は一転、無用というよりも、かえって厄介者になってしまうだろう。そこで出生時にオギャーと声をあげた、つまり肺呼吸の開始とともに、動脈管が閉鎖して結合組織のひも状の組織に変わってしまうし、心房中隔の卵円孔も塞がってしまう。こうして右心室からの血液は肺だけに流れていくことができるようになる。いまわたしたちの心房中隔にある卵円窩という凹みは、かつての卵円孔が閉鎖した名残をとどめているものである。また、臍帯の無用化により、静脈管も単なるひものような結合組織に変わってしまう。こうして哺乳類の心臓として、8の字による循環系が終生にわたって活躍するようになる。

第8章
袋と管が作る体内の器官

PART② 生殖器官と泌尿器官

　前章に引き続き、間葉組織の中に新生する管をベースにして発達する器官群として、生殖器官および泌尿器官の生まれ方に注目していくことにする。本章で見ていくいずれの器官も、中胚葉のうちの中間中胚葉がその創成の舞台であり、そこに棲む間葉細胞が上皮細胞に変換して、周囲の間葉細胞群と相互作用を展開させながら、管作り運動が進行していく。男性の生殖器官の場合には、主要な管である精細管とそれに続く細管、そして最終的にはすべての細管が合流する精管という1本の管であり、女性では卵管・子宮である。また腎臓にあっては、主要な要素であるネフロンと集合管、尿細管だが、どれもが管、また管である。

　とくに生殖器官の場合、男女間の性差が顕著だという特徴がある。性差を生みだすにあたって、はじめから男女それぞれの2セットを用意したうえで、ホルモンの力を活用して、自己の性の器官を発達させる一方で、相手の性の器官を退縮・退化させるという、かなり乱暴な手口を用いている。

8-1 生殖器官の生まれ方

　三層性胚盤では、中胚葉の組織がからだの正中軸に近い部から側方に向かって沿軸中胚葉、中間中胚葉、側板中胚葉（側板）の３部に区分されるようになることはすでに見てきたとおりである（「3-2-2 中胚葉の変化」参照）。そのうちの中間中胚葉は沿軸中胚葉と側板との間、つまり側板が臓側と壁側の中胚葉の２枚へと分離する股になる部分に位置しているが、この中間中胚葉がこれから話題になる生殖器官を生みだす母地になる（図8-1）。

　中間中胚葉が器官群を生みだすにあたっても、間葉細胞が一念発起して上皮細胞に変貌を遂げ、それによって生まれた管が器官作りの本態であることに気づかれるはずだ。中間中胚葉が展開する管ばっかりの生殖器官、泌尿器官の生まれ方を見ていくことにしよう。

8-1-1　生殖器官の特性

　生殖器官は男性なら精巣、女性なら卵巣が主要なもので、この中に精子や卵子を生みだす細胞、つまり生殖細胞が棲みついている。そのほか、精巣で生まれた精子、卵巣で生まれた卵子を運びだすための導管が精管であり、また卵管・子宮であって、これらも生殖器官の重要な成分であることはいうまでもない。とくに子宮は約38週間にわたり受精卵を赤ちゃんにまで育て上げる、という重大な使命を持つ袋である。そのほか、生殖器官には交接器として陰茎、陰核・腟が含まれるが、生殖器官は性差が大きく、一見しただけで男性のものか、女性のものかが明瞭であることも大きな特徴である（図8-2）。そのため、成体の男性と女性では、それぞれ全く異なる生殖器官を持って

第8章　袋と管が作る体内の器官　PART ②生殖器官と泌尿器官

A 中胚葉の3部域化による中間中胚葉の出現　受精後19日目ころ

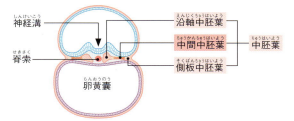

B 体腔の形成による中間中胚葉の位置　受精後21日目ころ

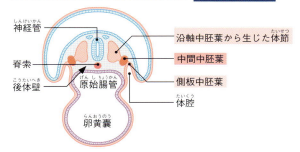

C 生殖器・泌尿器の発生母地の形成　受精後28日目ころ

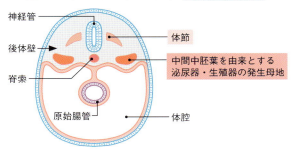

図8-1　生殖器・泌尿器を生みだす中間中胚葉の変遷

いると見ることができる。

　一方、尿を生成して分泌する器官が腎臓で、その尿を溜め込む袋が膀胱である。腎臓から膀胱まで尿を運ぶ管が尿管、膀胱から尿を外に向けて放出させるまでの管が尿道で、これらすべてをまとめて泌尿器とよんでいる。男性の尿道は16～18㎝ほどの長さを持つのに対して、女性の尿道は3～4㎝にも満たず、尿道には性差が著しいことも特徴としてあげられる。また男性では尿道の一部を精子の通路として利用しているという事実もある。そのため、往々にして生殖器と泌尿器はひとまとめに泌尿・生殖器系とされることも多いが、その生い立ちを見ていくなら、両者が交錯する部分もあるので、ひとまとめにすることの妥当性にも首肯していただけるだろう。

A 男性のおもな泌尿・生殖器官

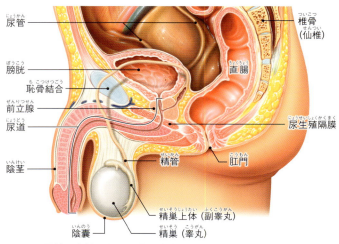

図8-2　男性と女性の泌尿器官・生殖器官

8-1-2　精巣と卵巣のおおもと

　いずれ将来、卵子や精子に向けて発展していくポテンシャルを潜めた細胞は生殖細胞とよばれている。その中でもっとも早い段階のものが原始生殖細胞で、これは受精後3週目頃、将来は原始腸管となる卵黄嚢で、その尾方に近い部分の壁の中に出現してくる。こんなにも早い段階で分化してくる事実は、生き物にとって生殖が根源的に重大な営みであることを暗示しているようだ。

　4週になると卵黄嚢は原始腸管へと衣替えするようになるが、ちょうどそんな頃、原始生殖細胞はふるさとの卵黄嚢を後にして、長い旅へと出発する。旅の経路は原始腸管を後体壁に

B 女性のおもな泌尿・生殖器官

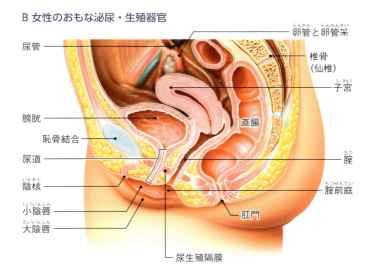

結び付ける腸間膜の2枚からなる膜の間のスペースで、ここを経由して永住の地である中間中胚葉の領域に向かっていく。この頃の中間中胚葉は後体壁で、腸間膜の付け根の左右に集塊（生殖堤という）を作るようになっていて、原始生殖細胞はここに向けて大挙移住してくる（図8-3）。移住してきた細胞集団により、6週目頃になると生殖堤は後体壁に突出した高まりをなすようになる。生殖堤は後体壁から体腔に向けてふくらみ

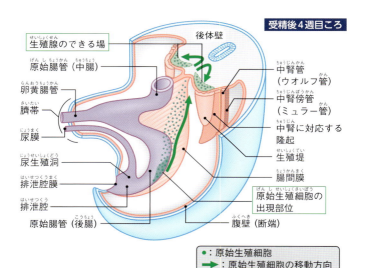

受精後4週頃の胚子の腹部の左前壁を取り去って原始腸管と後体壁を斜め前方から見た図
将来、精子や卵子になるおおもとの細胞である原始生殖細胞は3週頃に胚子の卵黄嚢の壁に出現してくる。4週になると卵黄嚢の後半部は原始腸管の後腸になっているが、原始生殖細胞は移動を開始して、2枚の腸間膜の間を通って後体壁の生殖堤に至り、6週目には生殖堤に棲みついて、ここに生殖腺を作る

図8-3 原始生殖細胞の発生と移動

でいるので、胚子を解剖すると顕微鏡下にその存在が見て取れる。原始生殖細胞が棲みついた生殖堤は将来、精巣か卵巣のいずれか一方の組織になるものの、まだいずれにも分化していないという意味で未分化性腺（未分化生殖腺ともいう）とよばれ、精巣、卵巣の最初期段階である。生殖堤の両外側に隣接するように、次の項で紹介する中腎の組織による高まりも見えている（図8-3）。

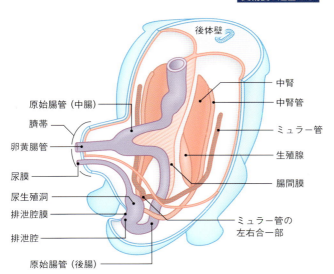

前図からさらに発達して受精後5週頃の後体壁を透視した図
中間中胚葉の中に生殖腺の導管としてミュラー管が、中腎の導管として中腎管が生まれてくる。ミュラー管の下方部は左右が合一して1本の管となり、これが尿生殖洞（将来の膀胱、尿道を生みだす部分）につながる

図8-4　生殖腺と中腎およびその導管系

次いで未分化性腺に隣接するように中腎傍管（ミュラー管）という管が後体壁の中胚葉の層にできてくるが、これは未分化性腺の導管に相当するものである。ミュラー管はからだの長軸方向に沿って尾方へ伸びでるのだが、将来の骨盤部にまで達すると左右の管が合一して1本になり、いずれ膀胱の下端部となる尿生殖洞という洞穴の壁につながって、ここに開口するようになる。こうして生まれてきた未分化性腺とミュラー管が生殖器官作りの一方の役者となって活躍する（図8-4）。

8-1-3　中腎とその導管

　ヒトの腎臓の発生にあたっては、からだの頭尾方向に走る中

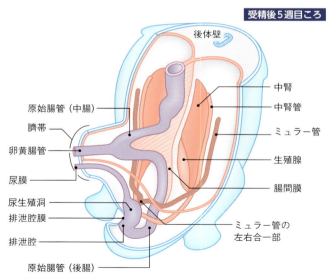

生殖腺と中腎およびその導管系（図8-4より再掲）

間中胚葉の中に、中胚葉組織が濃縮した集塊が分節状に生まれてくることが発端となる。沿軸中胚葉が分節構造を作ってそれにより体節ができてくることを前に紹介したが、中間中胚葉もこれと同様に分節構造を作るわけである。中間中胚葉に作られたこの分節構造は腎節とよばれる。この腎節は受精後4週目に頸部から胸部という随分高い位置に7～10個が頭方から尾方に向けて順々に生まれてくる。しかし、より尾方の腎節ができる前にすでに頭方から退行がはじまり、結局、頭方の腎節、つまり前腎はなんの痕跡も残さないまま綺麗に消退してしまう（図8-5）。

前腎の消退に続いて、胸部から腰部にかけての中間中胚葉に

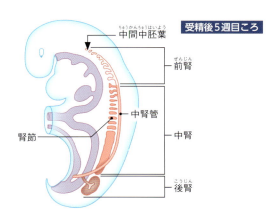

受精後4週頃から中間中胚葉が分節構造を作りはじめる
頸部から胸部にかけて生まれる7～10個の分節が前腎、それ以降、胸部から腹部にかけての分節が中腎になる。中腎ができる頃には前腎は上部から順次消えていく。中腎に付随してその排出管である中腎管（ウオルフ管ともいう）が出現し、この管は後体壁を下降して最末端は将来の膀胱下端部に相当する尿生殖洞に開口する。後腎が成体の腎臓として発達する

図8-5 腎組織の発達と退縮

もやはり分節状に新しい腎組織が生まれてくる。中腎とよばれるもので、その位置は未分化性腺にほぼ隣り合わせたあたりである。

中腎では各分節の中に腎臓の基本構造であるネフロン（図8-10参照）ができているため、尿の生成も可能のようだが、実際にはあまり機能はしていないといわれている。中腎に付随してその排出管である中腎管（ウオルフ管）という管も出現し、この管も後体壁を下降して最末端は将来の膀胱下端部に相当する尿生殖洞で、ミュラー管の付着部のやや外側に開口するようになる。こうして胚子は生殖腺とその導管（ミュラー管）に加えて、中腎とその導管（中腎管）という２系統の装置を確

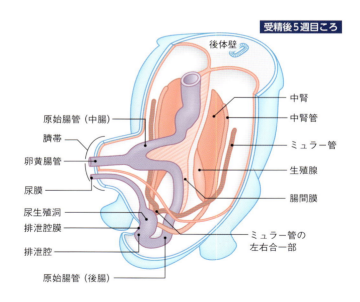

生殖腺と中腎およびその導管系（図8-4より再掲）

保して、男女ともに両様の性に備えて、どちらの性にも転がり込んでいける素地を装備したことになる（図8-4）。

8-1-4　性による導管系の攻防

そこで、もしその個体が遺伝的に女性になるものなら、原始生殖細胞は卵細胞の祖先型である卵祖細胞に向けて発達し、それにあわせて生殖堤の組織も卵巣に向けた分化が進んでいく。同時に、その導管であるミュラー管は周りに平滑筋組織なども巻き付けて卵管、子宮へと発展していくようになる。ところがもう一方の役者である中腎はといえば、これは先にも見たよう

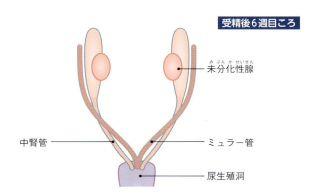

受精後6週までの胚子では、将来精巣にも卵巣にも発展しうるポテンシャルを持つ未分化性腺（■の部分）、および中腎管（■）とミュラー管（■）の2系統の管系が生まれてくる。中腎管は左右別個に、ミュラー管は下方が左右合一して1本の管となって、尿生殖洞（将来の膀胱や外陰部になる領域）に開口する。中腎はわたしたちがいま活用している腎臓の前段階のもので、中腎管とともに退化的な運命にある

図8-6　性分化前の未分化性腺と管系をしめした模式図

に退化的な器官であって、本来の泌尿器としての働きは後腎に委ねるため、中腎管ともども退化、消滅していく運命にある。その結果、特別な手立てを求めることもなく、胚子がそのまま素直に発達していくだけで女性の生殖器官が生まれてくる。コンピュータの世界に「なんの設定変更も実行せずにそのまま」を意味するデフォルト（default）という用語があるが、女性の生殖器官の発生にはこの言葉があてはまる（図8-7C）。

ところがその個体がY染色体を持っていて、遺伝的に男性であるならば、話は少しややこしくなる。Y染色体の上には*SRY*という男性を作る遺伝子が乗っていて、その効果により、生殖堤の中にある原始生殖細胞は精子を生みだす細胞の祖先型である精祖細胞へと分化し、同時にまた、未分化性腺は精巣に向けてひたすら発達を続けていく。この発達にあたり、精祖細胞群が索状物を経て無数の細い管、つまり精細管を作ってその壁で生活するようになる。

その途上で、精巣の中にホルモンを産生する2種の細胞が生まれてくる。1つはテストステロンをだす間細胞であり、もう一方はミュラー管抑制因子というホルモン様の物質をだすセルトリ細胞である（図8-8）。

精巣を顕微鏡で見ると、精細管というクモの糸ほどの細く長い管がぎっしりとつまったものが主たる要素であることがわかる。精子は精細管の壁（精上皮という）で生まれてくるわけだが、成体のセルトリ細胞はこの壁がつぶれないように保持する役割を持つ細胞で、セルトリ細胞に支えられるようにして精祖細胞から精子に至るまでの子孫細胞が精上皮の中で発達を続ける。胎生期のセルトリ細胞がだすミュラー管抑制因子は、その名のとおりミュラー管の発展を阻害する働きを持つので、ミュラー管は止むなく退縮する方向へとギヤを入れ替え、ついには消滅していくようになる。

第8章　袋と管が作る体内の器官　PART ②生殖器官と泌尿器官

A 未分化の状態

受精後6週目ころ

Y染色体上にあって、男性を発現させるSRY遺伝子が働く前の状態

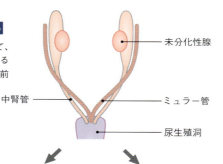

- 未分化性腺
- 中腎管
- ミュラー管
- 尿生殖洞

B 男性への分化 （SRY遺伝子保持）　**受精後12週目ころ**

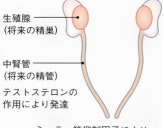

- 生殖腺（将来の精巣）
- 中腎管（将来の精管）
  テストステロンの作用により発達
- ミュラー管抑制因子により、ミュラー管が退縮

この場合、個体はSRY遺伝子を持っているので、未分化性腺は精巣に向けて発達する
それにより、精巣からテストステロン（男性ホルモン）とミュラー管抑制因子が放出されるため、中腎管が精巣の導管（つまり精管）として発達する一方で、ミュラー管は退縮していく

C 女性への分化 （SRY遺伝子非保持）　**受精後12週目ころ**

- 生殖腺（将来の卵巣）
- ミュラー管（将来の卵管）
  エストロゲンの作用により発達
- 中腎管は退化

この場合、個体はSRY遺伝子を持たないので、未分化性腺はそのまま卵巣に向けて発達していく
中腎の組織は退化的なものなので中腎管も退化する運命にある。ミュラー管はエストロゲン（女性ホルモン）の作用を受けて卵管・子宮に向けて発達していく

図8-7　生殖器官における性の分化

一方、精細管と精細管の間に生きる細胞集団が間細胞で、これが分泌するテストステロンは強力な男性ホルモンとしてよく知られるものである。テストステロンの作用を受けて、退化傾向にあった中腎管はにわかに勢いを盛り返すばかりか、消える運命にある中腎には見切りをつけて、そばにある精巣に近づい

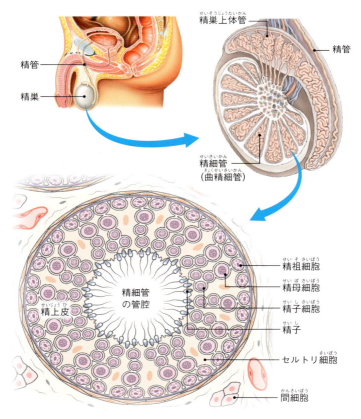

図8-8　男性生殖器と男性ホルモンを分泌する細胞

て、精巣の導管つまり精巣上体管や精管へと姿を変えていくという離れ業をやってのける。こうして精巣は導管である精管を従えて大きく発展して、男性のシンボル的な存在にまで上り詰めていくというわけだ（図8-8）。

テストステロンは思春期になって第二次性徴が起きる頃、男性らしいからだつきを作り上げるためにも大きな役割を果たす男性ホルモンで、筋肉や骨を増強させる効果も大きい。そのため、スポーツ選手のドーピングにも頻用されたといわれている。

8-1-5　男性は女性の発展形か？

こうして見てくると、男女ともに2系統の管系を用意し、デフォルトで発生が進行すると、中腎と中腎管が退化して、生殖堤とミュラー管はそのまま卵巣、卵管系に向けて発達して、女性ができてくる。

それに対して男性に進む個体なら、*SRY*遺伝子の作用を受けて誘導される*Sox9*遺伝子がキーとなって、精巣へ向けた一連の分化が進行して、生殖堤を精巣に発展させる。そこから分泌される男性ホルモンの作用によって中腎管を精巣の導管に改変させると同時に、女性の器官はたたきつぶしてしまうという荒技をくりだしているようにも見える。

つまり手を加えなければ女性の器官になるものを、強制的にワンランク上に進める手立てを使って男性の器官を生みだしてきたと見ることができる。だからこの点だけを見ていれば、男性の方が女性より発展しているようにも見える。

しかし、女性では卵巣を決定する働きを持つ遺伝子（*Wnt4*とよばれる）が作動して、その効果により卵巣に向けた分化が進行する一方、Wnt4の調節を受けて作用する*DAX1*遺伝子に

はSox9を阻害する効果があるとされている。女性も男性にはならずに女性になるのだという強い意志のもとに発生が進行しているため、単純なデフォルトというわけでもなさそうだ。

8-1-6 転げ落ちる精巣

これまで精巣や卵巣が後体壁で腎臓と隣り合わせの場所にできてくることを見てきた。しかし男性では、精巣は陰嚢という袋に収まってブラブラしているばかりで、およそ後体壁とのイメージは湧かないだろう。それもそのはずで、精巣は後体壁で生まれた後、胎生の後半期にわたり次第に転がり落ちてきて、出生時までには陰嚢に収まるようになるという事象がある。精巣下降とよばれる現象である。

下降する経路は骨盤の側壁を通って鼠径管の中を内側に向けて移動し、陰嚢に収まるというルート（図8-9）で、このとき、精巣と陰嚢の内壁を結ぶ結合組織索（精巣導帯、図中の青矢印が相当）が短縮し、これにより、引き下ろされることが下降の要因だとされている。

精子形成は体温より2℃ほど低い環境でよく進行するため、体外に露出している陰嚢の中は精巣にとっては心地よい環境だということができる。ところが、なんらかの原因で精巣が出生時に陰嚢まで降りていないケース（停留精巣とよばれる）があって、この場合にはそのままでは精子形成に障害が起きるので、外科的に下降させてやる必要がある。

それでは下降するのは精巣だけで、卵巣にはそのような現象はないのだろうか？　卵巣も下降するのだが、卵巣を下降させる結合組織索（男性の精巣導帯に相当するもので卵巣導帯という）が途中で子宮の側壁に付着しているため、短縮効果が卵巣に波及することなく、下降は軽微だとされている。

第8章　袋と管が作る体内の器官　PART ②生殖器官と泌尿器官

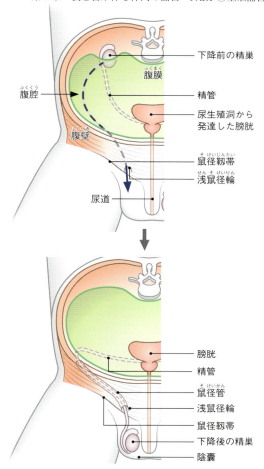

腰部の後体壁に生まれた精巣は、後体壁から腹部の体壁を外方から前方へ向けて下降（図の⟶）し、出生時には鼠径管を経由して陰囊の中に収まるようになる

図8-9　精巣の下降

8-2 泌尿器官の生まれ方

　かくして男性、女性の生殖器官が生まれてきたが、これまでに説明しつくされていない問題が1つ残っている。それは腎臓を作るという作業だ。前腎も中腎も消えてしまったので、当面は「無腎」状態でこのままでは生きていけない。そこでいまわたしたちが活用している腎臓、つまり後腎がどのようにできてくるのかを見ていくことにする。それに先駆けて成体が持つ腎臓、とくにネフロンの構造と機能をかいつまんで紹介しておくのがよいだろう。

8-2-1　成体の腎臓の構造と機能

　腎臓の組織を顕微鏡で見ると、片側の腎臓に100万個ほどのネフロンという構造体があり、これが腎臓の機能を担当している。1個のネフロンには、全長が15cmにも達する細く長い管（尿細管）があり、その一端には毛細血管が糸玉のようにループを繰り返した糸球体が進入して、腎小体という構造を作っている。

　尿細管のもう1つの端は、集合管というこれも細い管に続いていく。つまりネフロンは腎小体と尿細管という文字どおり細い管から成り立ち、尿細管がやがては集合管という細い管に続いている。だから、腎臓とは管だらけの器官だというのが正直な印象で、決してオーバーでもなんでもないというわけだ。

　腎小体では、糸球体の中を流れる血液を、まるでふるいにかけて漉しわけるように濾過して、濾液を尿細管に送っている。糸球体の毛細血管の壁には小さな穴がたくさんあいていて、分子量が6万くらいまでの大きさのタンパク質なら素通りすることができる構造になっている。だからナトリウム、カリウム、

第8章　袋と管が作る体内の器官　PART ②生殖器官と泌尿器官

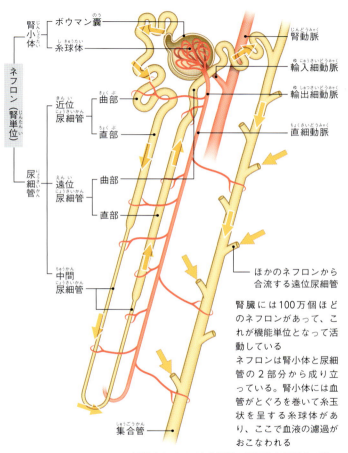

図8-10　ネフロンの構造

塩素などのイオン、ブドウ糖、アミノ酸などの分子はすべて濾液の中にだされてくるが、この濾液が原尿（糸球体濾過液ともいう）とよばれるものである。次いで原尿が長い尿細管の中を流れていく間に、その中に含まれる有用物のほとんどすべては尿細管の管壁から吸収されて、再び血液に送り返されていく。このプロセスは再吸収とよばれているが、有効に再吸収をおこなうためにも長い尿細管の中を流れていく必要があると見ることができるだろう。

原尿からの有用物の再吸収は尿細管ばかりではなく集合管の中でも進行し、結局、原尿に含まれていた水の99％は再吸収され、それにともないブドウ糖、アミノ酸、ナトリウム、塩素、カリウムなどのイオンもほぼすべてが再吸収され、残ったわずか1％だけが最終的な尿として尿管に向けて放出されている。左右の腎臓では1日に180ℓもの原尿を産生し、そのうちの1.0〜1.5ℓだけが尿として捨て去られていることになる。糸球体から大量に捨て去ったはいいが、それではあまりにももったいないと、慌てて拾い集めている姿が見て取れる。だから長い管を用意しているというわけだ。

8-2-2 腎臓ができてくる

さて、腎臓が生まれてくる経過を見ていくことにしよう。退化的な組織である前腎、中腎が次々に生まれては消えていく頃、中腎のさらに尾方には造腎組織という中間中胚葉成分があって、後腎を作るべくその出番を待っている。

中腎の導管である中腎管が尿生殖洞にいままさに開口するその直前の部分から、後上方に向けて尿管芽といわれる新しい芽が忽然と現れてくる。この芽が次第に長い管になって伸び上がり、先端を枝分れさせながら造腎組織の中に潜り込んでいくよ

第8章 袋と管が作る体内の器官　PART ②生殖器官と泌尿器官

A 中腎管から後腎が形成される　受精後5週目ころ

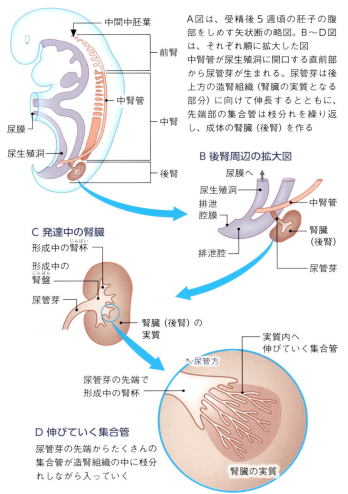

A図は、受精後5週頃の胚子の腹部をしめす矢状断の略図。B〜D図は、それぞれ順に拡大した図
中腎管が尿生殖洞に開口する直前部から尿管芽が生まれる。尿管芽は後上方の造腎組織（腎臓の実質となる部分）に向けて伸長するとともに、先端部の集合管は枝分れを繰り返し、成体の腎臓（後腎）を作る

B 後腎周辺の拡大図

C 発達中の腎臓

D 伸びていく集合管

尿管芽の先端からたくさんの集合管が造腎組織の中に枝分れしながら入っていく

図8-11　腎臓の形成

うになる（図8-11）。注目していただきたいのは、この管も中腎管の側枝なので、間葉組織が上皮化した構造であることだ。

造腎組織の中に入ると、尿管芽の先端からはさらに何本もの小枝を分枝させて奥深くへ向けて伸びだしていく。この小枝は将来の集合管となるべきものである（図8-11D）。

伸びでた集合管の頂上には間葉の組織が濃縮してベレー帽をかぶったような状況になっているのだが、どうやら集合管が伸びるにともない、ベレー帽の細胞の中には振り落とされてしまうものもでてくるようだ（図8-12A）。生存競争が激しい細胞の世界にあって、振り落とされるような力ない落ちこぼれ細胞なら淘汰されるのではないかと心配になる。

しかし、心配ご無用。先端は落ちこぼれを無視して伸び続けるのだが、落ちこぼれの方も黙ってはいない。落ちこぼれ細胞はその場で増殖して、なんと独自に小さな袋を作るようになってくる（図8-12B）。ここでも上皮化だ。そればかりではない。この小さな袋がどんどん長い管になって伸びだしていき、管がもっと長くなると、管の途中にループ状の陥入も生まれてくる（図8-12C、D）。

そのうえ、伸びでた管の先端にはこれまたループ状をなした細い動脈が入ってきて、毛細血管による糸玉のような構造を作るようになる。こうして糸玉を包み込んだ細管は腎小体となって、ここが血液の老廃物を濾過させる部分となる。細管の途中部分は尿細管として発展する一方で、発端部分は集合管との和解が成立したのか、集合管にドッキングするようになる。ネフロンの完成だ（図8-12D）。

こうして、腎小体で作られた血液の濾過液、つまり原尿は尿細管を経由して集合管へ、さらには尿管を通って下方に流れるというルートが確保されたことになる。管の方から見ると、尿の流れと全く逆方向に管が伸びだして尿路が作られるようにな

第8章　袋と管が作る体内の器官　PART ②生殖器官と泌尿器官

A 集合管の先端に造腎組織の間葉細胞が並ぶ

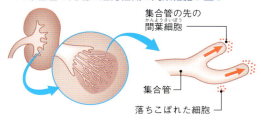

集合管の先端には間葉細胞が濃縮して帽子をかぶるようになる。先端が伸びだすにともない、帽子状の細胞から落ちこぼれた細胞集団ができる。➡は集合管の伸長する方向

B 後腎胞の形成

落ちこぼれ細胞が上皮化して小袋（後腎胞）を作る

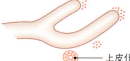

C 後腎胞が伸びる

小袋が長く伸びてその先端に腎小体ができてくる。伸びでた管は将来の尿細管となる

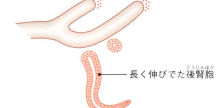

D 腎小体の形成

尿細管の最先端では毛細血管が進入して糸球体を作る。他端は集合管とドッキングする。糸球体が発達するとともに尿細管も非常に長くなって、ネフロンとして完成する

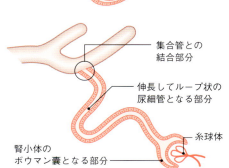

図8-12　ネフロンの発生

ったわけだ。

　集合管の先端が伸長するにともない、次々に落ちこぼれ君たちが生まれてくるのだが、それらのすべてがリベンジを果たす一方で、もうベレー帽の中に落ちこぼれ君たちがいなくなると、ネフロンの形成も終了する。落ちこぼれ細胞は1個だけではない。集合管が伸びるにともない、次々に落ちこぼれが発生してくるので、その数だけネフロンが生まれてくる。片側の腎臓に約100万個ものネフロンがあるというから、随分たくさんの落ちこぼれ君がいたわけだ。落ちこぼれもみんなで落ちれば怖くはないということなのだろうか。

　こうしたネフロン作りの経過を見ていても、間葉組織が上皮化することによって大きな成果を上げるという、からだ造りの原則が看破できるだろう。中胚葉あるいは間葉から生まれた上皮組織にあっても、端があってはならぬということでひたすら管を作るようになり、その結果、循環器系や泌尿・生殖器系の器官が生まれてきたわけである。

第9章
ヒトのからだにサカナ時代の遺構

　わたしたち、ヒトのからだ造りにあっては、水中で生活するサカナの段階から、水陸両用の生活を享受する両生類、陸上生活だけに特化した「爬虫類」の段階を経て、哺乳類に至るまでの全経過を、母親のからだの中で続けていって、母体外で哺育できるまでに発達すると、はじめて体外へ生みだされるようになる。母体内にいるわずか266日という短期間の中に、脊椎動物5億年の歴史が凝縮されている。つまり、膨大な時間をかけて進行させてきた生物進化の全過程が、個体発生の短い時間の中に見事なまでにも凝縮されているわけだ。

　この現象をドイツの碩学E・ヘッケルは「個体発生は系統発生を繰り返す」と述べたが、わたしたちのからだの中には進化の歴史を表象するいくつもの事例を見ることができる。たとえば、心臓の発達がその顕著な例であることを先に見てきた。心臓はサカナの段階（1心房1心室）から両生類、爬虫類の段階（2心房1心室）を経て、哺乳類に特有な2心房2心室へと、各段階を踏まえながら形作られてくる。

　もう1つ興味深いのはエラの変遷であろう。比較発生学の知識も組み込みながら、からだ造りの一面を見ていくことにする。そうすることにより、わたしたちのからだでは、古い時代の遺構ともいうべき器官が装いをあらたにして、大活躍している様子を見て取ることができる。

9-1 ヒトがサカナだった頃の面影

　わたしたちのからだにエラがある、といっても人々はあまりピンとはこないに違いない。しかし胎生期にはサカナのエラに相当する器官が立派に出現してくるのは事実である。この器官はサカナではそのままエラに向けて発達していくのだが、ヒトも含めた哺乳類では、まるで別の器官に様態を変えて、思いがけないところで活躍している。エラに由来する器官は鰓性器官と総称されるが、本章ではこうしたグループの器官を眺めていこうというわけだ。

9-1-1　ヒトにもエラがある

　魚類にはエラという立派な呼吸器官があって、これの使用により生活の場を水の中において、大海原や大湖を縦横無尽に活動して回ることができる。両生類に含められるカエルでは、オタマジャクシの頃は水中でエラ呼吸により酸素を取り入れているが、成体になると肺呼吸のための器官が備わってきて、陸上での生活も享受できるようになる。だから「両生」類とよばれる。ところが爬虫類や哺乳類になるとエラ呼吸の器官は退化させてしまう一方で、肺呼吸のための器官が新しく発達してくる。その結果、生活の場を陸上に移して地上を闊歩するようになる。その反面、特別なケースを除いて水中生活は放棄せざるを得なくなってしまった。そのため、クジラやアザラシのように長時間にわたり水中生活をするためには、体制を大きく変更させなければならない。とはいえ、これら水生の哺乳類もその実像は肺で呼吸をしていて、決してエラを復活させたわけではないことに注意していただきたい。いわば人間が長時間にわたって水泳をやっているようなものである。

第9章 ヒトのからだにサカナ時代の遺構

　それでは哺乳類のエラはどうなってしまったのだろうか？この問いかけに答えるためにはヒトの発生期の様相を見ていくのがよい。するとわたしたちヒトでも胎生期には顔面から前頭部にかけてエラに相当するものが立派にできてくることがわかる。そればかりか、エラを呼吸器官とは全く異質なものへと変化・発達させ、その変形物に新たな機能が分担されて活躍している様子を見て取ることができる。エラがエラであることをやめて、別な器官に転身させて、今日のわたしたちのからだの中で活躍しているというわけだ。本章では装いを一変させて活躍する鰓性器官のいくつかを見ていく。

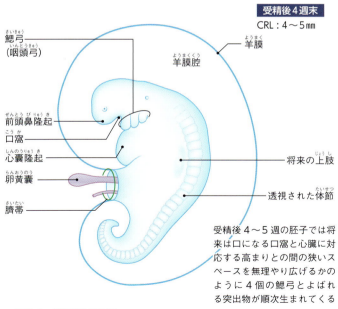

図9-1　鰓弓形成の場

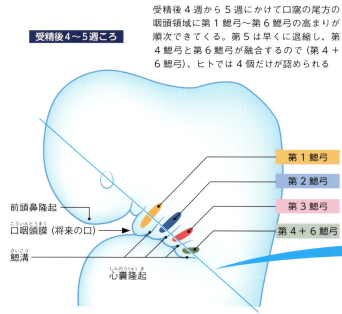

図9-2　鰓弓の形成

9-1-2　エラの出現

　受精後4週から5週にかけて、将来の口腔とその尾側に位置する咽頭領域との間の狭い隙間に割って入るように、体表外胚葉に高まりが生まれてくる。鰓弓とよばれる高まりである（図9-2）。最初にできる鰓弓には第1鰓弓の名前がある。次いでその下にもう1つ同様な構造ができてくる。2番目の鰓弓なので

第9章 ヒトのからだにサカナ時代の遺構

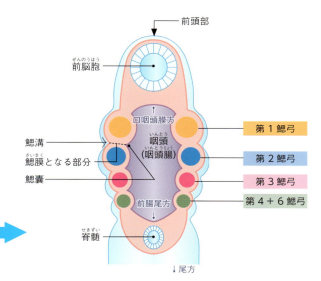

左の図を――の位置で切断（前頭断）して背方から見ると、上の図のような断面となる
鰓溝の裏側が鰓嚢となることがわかる

図9-3　鰓弓を断面で見る

第2鰓弓だ。こうしてヒトの胚子では次々に鰓弓ができてくるが、第5鰓弓は早くに退縮し、第6鰓弓は第4鰓弓と融合してしまうため、外からは第1鰓弓、第2鰓弓、第3鰓弓、第4＋6鰓弓の4個の鰓弓だけが明瞭な構造体として識別することができる。このとき、鰓弓と鰓弓の間には深い切れ込み（鰓溝といい、これにも第1鰓溝～第4鰓溝の名前がある）ができるので、鰓弓がより大きく浮きでるように見えるわけだ（図9-2、図9-3）。

303

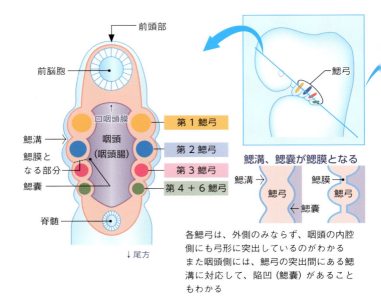

鰓弓を断面で見る（図9-3より再掲。鰓膜についての略図を追加した）

　今度は同じ時期の胚子の頭頸部を前頭断して、鰓弓の断面を背方から見てみよう（図9-3）。するとそれぞれの鰓弓に対応して咽頭側に向けた高まりの存在を見て取ることができる。鰓弓は内側の咽頭に向けても大きく張りだしているので、ますます「弓」のような形をしていることに納得いただけるだろう。こうして大きくなった鰓弓の中には軟骨や血管、骨格筋が生まれ、この骨格筋の運動を支配する運動神経も進入するようになる。

　さらに同じ時期の胚子を正中線で矢状断して、鰓弓に相当する部分を内胚葉側から、つまり咽頭の側壁を内腔側から見てみよう（図9-4）。外胚葉側の鰓溝に対応して、咽頭側（内胚葉

第9章 ヒトのからだにサカナ時代の遺構

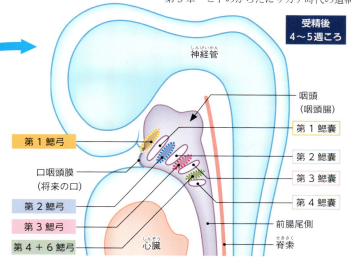

図9-2、図9-3と同じ時期の胚子を正中矢状断して、右側の咽頭壁を内腔（内胚葉）側から見た略図。鰓弓に隣り合う鰓溝に対応して、咽頭（咽頭腸）側にも4つの陥凹（第1鰓嚢〜第4鰓嚢）がある

図9-4　各鰓弓と対応する鰓嚢

側といえる）にも切れ込みができて、鰓嚢とよばれている。鰓溝、鰓嚢も第4番までできるわけだが、もし鰓溝の切れ込みが深くなって内部からの鰓嚢と連続する、つまり貫通するようになればこれはエラ穴だということになる。サカナでは口から飲み込んだ水をこの穴から吐きだして、そのとき、エラの組織でガス交換をおこなっている。また種によってはこのエラ穴がフィルターになって飲み込んだ水に含まれる獲物を漉し取る働きもしている。しかし、ヒトでは鰓溝と鰓嚢が接近して薄い膜状組織（鰓膜ともいう）にはなるものの、決して貫通することはない（図9-3、図9-4）。

305

9-1-3 鰓弓の構成成分

　正中矢状断した胚子で個々の鰓弓を見ると、外側は外胚葉で、咽頭の内腔側は内胚葉に由来する上皮で覆われている。だからその両者にはさまれた部分は中胚葉成分である。ところが実際には、この部分へ頭部神経堤に由来する細胞が大挙して入り込んできて、その結果、大きくふくれあがったものだということがわかってきた。そのため、エラの成分の主要なものは頭部の神経堤細胞に由来することを明示しておく必要がある（図9-5）。

　頭部神経堤細胞は、神経堤細胞の中でもとくに菱脳（将来、脳の橋と延髄とよばれる領域を作る）の外側部に故郷を持つものなので、体幹部の神経堤（「6-2-1 神経堤細胞の出現と遊走」参照）よりもさらに頭方にできてきたものということができる。この神経堤細胞も頭方から尾方に向けて分節状の細胞集団を作り、それぞれがグループをなして鰓弓の中はもとより、頭部、顔面へと目的地に向かって、まるで部隊がいっせいに行進でもするかのごとく、整然と移動していく。その中には発生中の心臓にいって、心球部や房室管を２区分して複式の心臓を作るために貢献するものもあることは「第７章 袋と管が作る体内の器官 PART①循環器」で見たとおりである。こうして見てくると、鰓弓も立派な分節構造であることが了解できるのではないだろうか（図9-5）。

　なお、これまで「鰓弓」という用語を用いてきた。しかし、この構造物がサカナのエラに似てはいるものの、ヒトの発生においては本当の意味でのエラができるわけではないとの考えより、鰓弓という用語に代えて咽頭弓という用語を用いる書物が多くなっている。それにもかかわらず本書ではエラに親しみを持って、あえて鰓弓という用語で解説を進めている。

第9章 ヒトのからだにサカナ時代の遺構

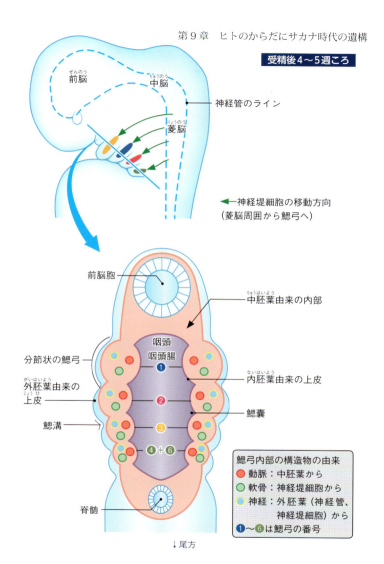

図9-5 鰓弓各部位の由来

9-1-4 鰓弓の名残

 鰓弓が尾方に向けて順次作られていく一方で、はじめにできた鰓弓は急速に次の段階のものに姿を変えていき、その遺残構造がサカナの時代の面影として、顔面や頸部にたくさん残されている。

 第1鰓弓はいずれ上顎と下顎に変化していくので、顔の形成に大きな役割を果たすようになる。とりわけ第1鰓弓の中にできる軟骨の主要部分はメッケル軟骨というもので、その本体部分は退化するが、これをもとにして下顎骨が新生してくる（図9-7）。

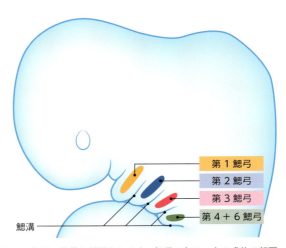

胚子での鰓弓の位置と種類をしめす。鰓弓の色は、右の成体の顔面・頸部で、鰓弓軟骨に由来する各構造物の色と対応する
各鰓弓の成分は、サカナの時代とは全く異なる機能を営む器官へと変貌を遂げる

図9-6 胚子における鰓弓の位置と種類

第 9 章　ヒトのからだにサカナ時代の遺構

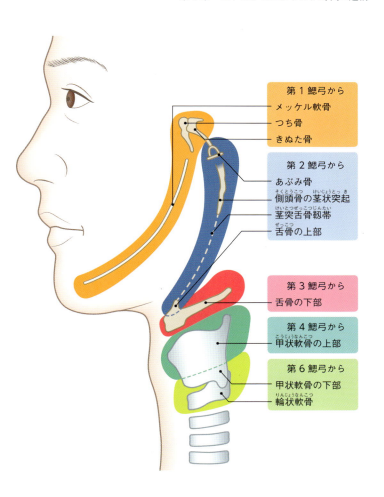

図9-7　鰓弓から発生する器官

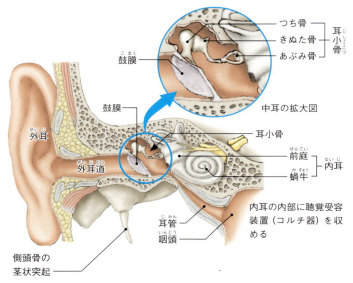

図9-8　成体における耳の構造

　またこの軟骨の一部だけが耳の奥（正確には中耳という場所）に残存して、耳小骨という小さな骨になっている。耳小骨は5mmにも満たない小さなもので、特異な形状をなすつち骨、きぬた骨、あぶみ骨の3者がある。これらが順に並んで、鼓膜の裏側と内耳の入り口を結んでいる（図9-8）。

　こうした構造より、音波によって発生した鼓膜の振動が3個の骨を伝わって内耳の中へと送られていくため、耳小骨は空気の振動を内耳の聴覚受容装置（コルチ器という）へ伝える重要な役割を営む装置だということができる。

　そのうちのつち骨ときぬた骨は第1鰓弓軟骨が、あぶみ骨は第2鰓弓軟骨が変化したものである（図9-9）。サカナの時代にエラの構造を確保していた軟骨が、音を聞くという全く異質

第9章 ヒトのからだにサカナ時代の遺構

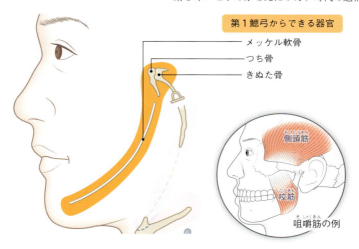

第1鰓弓の軟骨は下顎骨と耳小骨のつち骨、きぬた骨の成分となり、筋の成分は咀嚼筋となる

図9-9 第1鰓弓から発生する器官

な業務を開発して、いまわたしたちの耳の奥でひっそりと、しかし聴覚という重大な機能を受け持って生き続けているというのだ。

聴覚についていえば、第1鰓弓と第2鰓弓との間に第1鰓膜（第1鰓溝と第1鰓嚢が密接した構造）という薄い膜ができるが（図9-3）、これはそのまま残存して、いまでは外耳道の奥で音波に共鳴して振動する鼓膜になって、これもまた音を聞くうえで重要な装置に変貌を遂げている。

また、第1鰓弓の運動にかかわる第1鰓弓筋は下顎を上に引き上げる筋、つまりものを噛むときに作動する咀嚼筋（咬筋、側頭筋、外側翼突筋、内側翼突筋の4種がある）に衣替えして、咀嚼運動を担当している。からだ造りにあっては、閑居していると容赦なく動員されてしまいそうだ（図9-9）。

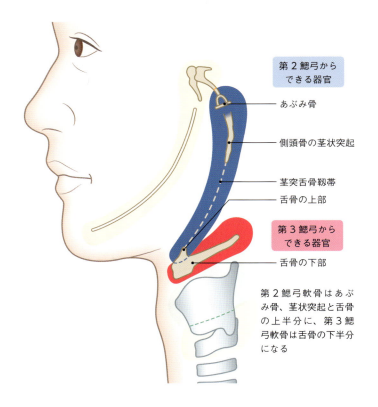

図9-10　第2鰓弓と第3鰓弓から発生する器官

　下顎骨の下方に舌骨というアルファベットのC字形をした骨がある。口を開くときや、ものを飲み込むとき、その下にある喉頭を持ち上げる際に作用する筋の中継点になる骨だ（図9-10）。この骨の上半分は中耳にあるあぶみ骨とともに第2鰓弓軟骨の由来で、下半分は第3鰓弓軟骨の由来になる。つま

第9章 ヒトのからだにサカナ時代の遺構

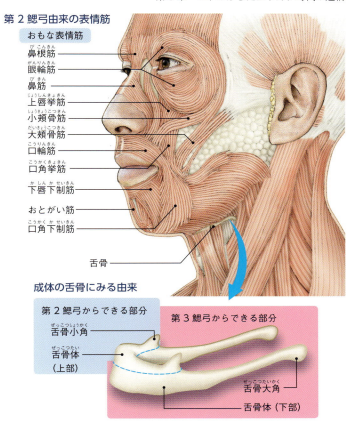

第2鰓弓由来の表情筋

おもな表情筋
- 鼻根筋
- 眼輪筋
- 鼻筋
- 上唇挙筋
- 小頬骨筋
- 大頬骨筋
- 口輪筋
- 口角挙筋
- 下唇下制筋
- おとがい筋
- 口角下制筋
- 舌骨

成体の舌骨にみる由来

第2鰓弓からできる部分
- 舌骨小角
- 舌骨体（上部）

第3鰓弓からできる部分
- 舌骨大角
- 舌骨体（下部）

り、2個の成分が合体して1つの骨に仕上げたことになる。

また、顔のあたりには口を閉じる、あるいは目をつむるばかりではなく、喜怒哀楽を皮膚の動きでしめす筋がたくさん分布している。その働きより表情筋とよばれる筋群だが、これは第2鰓弓筋が散らばったものにほかならない。サカナでは第2鰓

弓軟骨の運動にかかわっていたが、哺乳類ではこの筋を表情筋に変えてしまった。こうすることにより、心の動きを顔の筋肉の活動に変換させ、とくにヒトでは豊かな表情をあらわすうえで大きな成功を収めるようになった。逆の言い方をすれば、サカナではこの筋群はエラを動かすために活用されているので、水族館でサカナの顔を見ていても、ひたすら同じ相好を続けるだけで崩すことは一切しない。

喉頭は咽頭から肺に向かう気道の入口部であるが、同時に発声器官としても活躍している。喉頭を作る軟骨群は第4鰓弓軟骨および第6鰓弓軟骨が変形したもので、これら喉頭軟骨にはたくさんの骨格筋が付着していて、声帯の運動、つまり発声を担当している。そのため、発声運動もサカナの時代の第4鰓弓筋および第6鰓弓筋の活動を借用してきたというわけだ（図9-11）。

鰓弓には菱脳の部分から分節状に伸びでた神経線維（鰓弓神経とまとめられる）が進入している。そのうち、第1鰓弓に由来する筋群の運動を司るのは三叉神経の第3枝（下顎神経ともいう）で、第2鰓弓筋には顔面神経、第3鰓弓筋には舌咽神経、第4鰓弓筋、第6鰓弓筋には迷走神経が分布している。骨格筋に対する神経の支配関係は頑固なまで保守的なもので、たとえ筋がその位置を変えても神経の方は執拗に追いかけてくるので、途中でほかの筋に乗り換えるようなことは絶対にしないのが生き物の生き物らしいところである。そのようなわけで、第2鰓弓から顔面に分散した表情筋はすべて顔面神経の支配を受けている。だから片側の顔面神経に障害が起きると顔面神経マヒとして、表情筋が動かなくなるが、こういった病態は、時折耳にすることがある。

第 9 章　ヒトのからだにサカナ時代の遺構

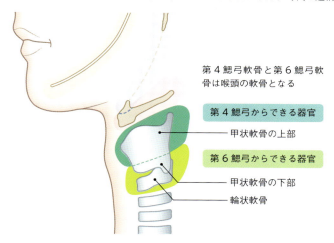

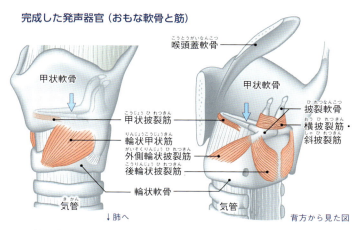

第 4 鰓弓〜第 6 鰓弓は発声にかかわる器官も作る
発声にかかわるおもな軟骨や筋などをしめした。図中の⬇の先に声門がある

図9-11　第 4 鰓弓〜第 6 鰓弓から発生する器官

9-2 顔のでき方

　これまで第1鰓弓の成分が顔面のうちの下半、つまり下顎部分の形成にかかわることを見てきた。そこで本項では顔全体の造られ方について述べていきたい。

　受精後24日目頃といえばまだ第1鰓弓ができたばかりで、その下方はそのまま心臓を入れるふくらみ（心囊隆起）につながっている。こんな頃の胚子は、顔面を胸に押し当てるようにかがみ込んでいて、そのままでは顔を見ることは難しいものだ（図9-12A左の図）。

　そこで無理に顔を見せるように操作してやる。すると、将来の口（口窩という）を囲むように、頭方には発達しつつある脳胞に対応するふくらみ（前頭鼻隆起）があって、下方で口の左右には第1鰓弓の一部からでたふくらみ（上顎隆起）、その下方には第1鰓弓の本体部分よりなる下顎隆起があるだけで、目もなければ鼻もなく、まるでのっぺらぼうのような顔つきをしていて、なんとも取り留めのないものだ（図9-12A右の図）。だから顔を見せまいと必死で隠していたのかもしれない。

　やがて口を塞いでいた膜（口咽頭膜、84ページ参照）が破れるので、口窩はその奥の前腸と交通して口になる。

　5週目になると、脳胞のさらなる発達により前頭鼻隆起が大きく張りだすようになるとともに、その前下方に左右一対の凹み（鼻窩）が生まれ、これが次第に奥に向けて深く掘り込んでいって、鼻腔を作るようになる。同時に鼻窩の凹みの外側、内側には鼻窩を取り囲むように高まりが生まれ、それぞれは外側鼻隆起、内側鼻隆起となる（図9-12B）。

第9章　ヒトのからだにサカナ時代の遺構

A 第1鰓弓が出現した頃の胚子
受精後4週中ころ

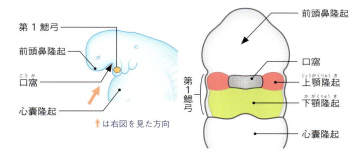

左は胚子の頭部から胸部にかけての側面図で、右は前面の概略図
4週中頃、顔面部は前頭鼻隆起、両側の上顎隆起、下顎隆起が口窩を囲んだ状態になっている。図では見えないが、口窩の奥には、まだ口咽頭膜が残っている

B 鼻窩と外側鼻隆起・内側鼻隆起の発生
受精後5週ころ

5週になると、すでに口咽頭膜が破れて、口窩と原始腸管（前腸。124ページ参照）が交通し、口腔ができあがっている
脳の発達にともない、前頭鼻隆起が大きくなる

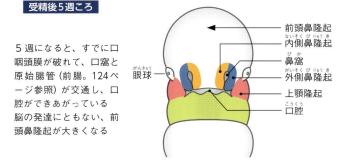

図9-12　鰓弓ができはじめた頃の胚子

317

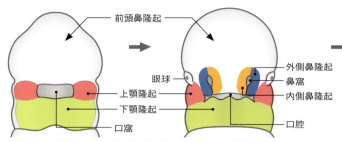

図9-13　顔のでき方（A図、B図は図9-12より再掲）

　外側鼻隆起と内側鼻隆起は最終的に、鼻翼と上唇の正中部（人中という）を作るようになる。また、鼻窩の凹みは奥に深く掘り込んでいって、ついには鼻腔となって口腔と連続するようになる（図9-13D）。そのためこの時期には鼻腔と口腔は分離したものではなく、ひとつながりの空所だということができる。しかし、いずれこのスペースを上下の2室に分離する口蓋（通常上あごといわれる）ができてくるので、鼻腔は口腔から分離されるようになる。

　前頭鼻隆起と上顎隆起が接する部の最外側に眼球ができてくるが（図9-13B）、この段階ではアジやカツオのように視線を左右に向けているので、両眼で1点を凝視することはできないのだろう。7週頃には内側鼻隆起が左右を合体させながら下方に向けて伸びだしてきて、ついには左右の上顎隆起と合一するようになる（図9-13D）。

　こうして鼻と上口唇の領域ができてくるにつれて、眼球も次第に前を見る方向に位置を変えるようになるので（図9-13E）、10週目頃には可愛い赤ちゃんの顔になるまでもうすぐのところまで発達してくる。

第9章 ヒトのからだにサカナ時代の遺構

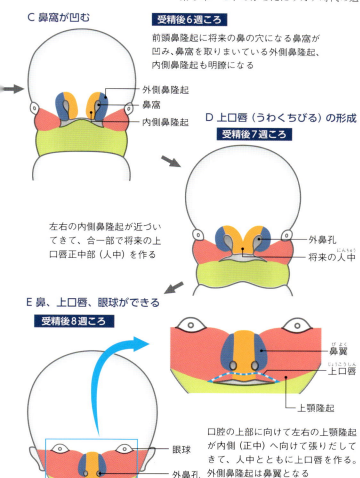

C 鼻窩が凹む

受精後6週ころ

前頭鼻隆起に将来の鼻の穴になる鼻窩が凹み、鼻窩を取りまいている外側鼻隆起、内側鼻隆起も明瞭になる

- 外側鼻隆起
- 鼻窩
- 内側鼻隆起

D 上口唇（うわくちびる）の形成

受精後7週ころ

左右の内側鼻隆起が近づいてきて、合一部で将来の上口唇正中部（人中）を作る

- 外鼻孔
- 将来の人中

E 鼻、上口唇、眼球ができる

受精後8週ころ

- 鼻翼
- 上口唇
- 上顎隆起

口腔の上部に向けて左右の上顎隆起が内側（正中）へ向けて張りだしてきて、人中とともに上口唇を作る。外側鼻隆起は鼻翼となる
外側を向いていた眼球が次第に前方を見るようになる

- 眼球
- 外鼻孔
- 口

319

成体では鼻腔と口腔は口蓋で仕切られていて、それぞれが独立した2個の空所になっている（図9-14）。しかし胚子期のできたての鼻腔はその下方にある口腔とひとつながりの大きな洞穴のようになっている。ひと続きになっているのは両者を分離する仕切り板となるべき口蓋がまだ小さく不完全な状態にあるからだ。しかし、6週頃に左右の内側鼻隆起の内側に一次口蓋という突起ができてくる。さらに上顎隆起の後方（口腔側）からも新たな高まり（口蓋突起という）が張りだして（図9-15A）、これらが次第に発達して一次口蓋、左右の口蓋突起の3者が合体するようになる（図9-15B）。こうしてひと続きの二次口蓋、つまり成体の口蓋が完成して、これによってめでたく口腔と鼻腔が分離して、空気の通路と食物の通路とが独立するようになる（図9-15C）。つまり消化器官と呼吸器官の入口部がそれぞれに独立したわけである。鼻腔が独立するにともない、鼻腔を左右に2区分する鼻中隔の組織も天井から降りてくるように下方に向けて発達してきて、鼻腔は右と左に分離されるようになる。

　こうして顔貌ができつつある頃、内部では、頭蓋骨や顔面の骨も作られてくるが、顔面や頭部の骨の形成にあたっても、頭部神経堤細胞が大きく関わり合いを持つことは特記すべき事である。

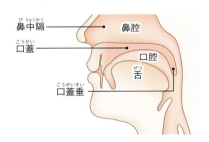

左の鼻の穴のあたりで矢状断した成体の顔面
口腔は、口蓋で鼻腔と仕切られている
さらに鼻腔は、顔の正中近くを縦に区切る鼻中隔によって左右にわかれている

図9-14　成体での口腔、鼻腔と口蓋

第9章　ヒトのからだにサカナ時代の遺構

A 一次口蓋と口蓋突起の発生

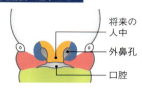

受精後7週末ころ

左右の内側鼻隆起が合体して人中ができるとその奥に一次口蓋の突起が生まれてくる。上顎隆起からも内方に向けて口蓋突起が作られる。上は前から見た図（図9-13Dより再掲）

B 一次口蓋と口蓋突起の成長

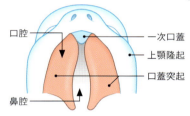

受精後8週末ころ

一次口蓋、左右の口蓋突起の3者が発達する
それにより3つの口蓋の向こうに鼻腔、手前に口腔が分離して位置するようになる

C 一次口蓋と口蓋突起の融合

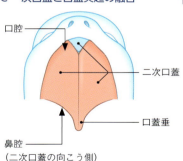

受精後12週末ころ

一次口蓋、左右の口蓋突起が融合して、ひと続きの成体の口蓋が完成する（二次口蓋）
二次口蓋により、口腔と鼻腔は独立した2つのスペースとして分離される
3つの突起の融合がいろいろな程度で障害されると、口唇裂や口蓋裂が生まれてくる

図9-15　口蓋のでき方

第10章
手違いをする造化の神

　これまで、からだが生まれてくる経過について、かなり簡略化しながら紹介してきたが、それでもなお「複雑すぎてよくわからない」と音をあげた読者もおられるかもしれない。からだ造りにあっては、一刻の時間を間違えることなくピンポイントの局所で、膨大な数の因子が次々に連鎖状に作動して、それにより一糸乱れることなく作業が完遂され、小宇宙を作るという壮大な事業が展開されている。それだけ複雑な構築システムなら、むしろ誤りなく進行する方が不思議なくらいだ。

　事実、大きなものから小さなものまで、造化の神も手違いをすることがままあって、からだ造りには失敗が付きものだといっても決して過言ではない。むしろ「正常」と思われるからだの持ち主は、数々の試練に打ち勝って生き延びてきた貴重な存在だということができる。ところがその正常者でも、突き詰めて精査するなら、どこかに異常をかかえている。日常生活にほとんど影響がないマイナーな問題なので無視されていた、というだけのことである。

　からだ造りの途上で起きた異常が生みだす病態は、発生異常あるいは先天異常というカテゴリーでまとめられていて、これを研究する学問は先天異常学といわれる。近年の分子生物学の発展により、原因が不明であった病態が遺伝子の異常だと判明した例は急速に増加して、先天異常学の領域はどんどん拡大している。本章では先天異常がどのようにして発生してくるかを見ていくことにする。

10-1 失敗が付きもののからだ造り

　先天異常がなぜ発生するのか？　これはとりもなおさず、なぜ誤りなくからだが生まれてくるか、という疑問の裏返しである。だから、正直いってなかなか明快に答えることができない。しかし正常発生のメカニズムが少しずつ明らかになるにともない、先天異常が起きるしくみにも解明のメスが入りつつある。

　統計的に見るなら、遺伝的な要因により発生する先天異常は30％、化学物質やウイルスの感染など環境的な要因で起きるものが15％、残りの55％は遺伝因子や環境因子が複雑に絡み合った結果で発生するといわれているが（図10-1）、要するに原因不明というべきものである。ここでは因果関係がある程度はっきりしているいくつかの先天異常による疾患を紹介することにしよう。

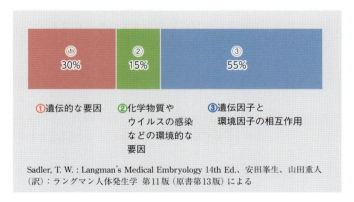

図10-1　先天異常の発生原因

10-1-1　遺伝的な要因によって起きる先天異常

　ある1つの遺伝子に変異が起きたために発生する異常がある。専門的には単一遺伝子の異常による疾患といわれるもので、これには優性遺伝をするケースと劣性遺伝するケースとがある。なお、公益財団法人 遺伝学普及会 日本遺伝学会では優性、劣性という用語に代えて、顕性、潜性という言葉を使用することを提唱していることも紹介しておきたい。

　ここで遺伝子について簡単な復習をしておこう。からだを構成しているすべての細胞の核の中には、父親に由来する遺伝子群と母親に由来する遺伝子群の2セットが含まれている。そのためある1つの形質を決める遺伝子として父親譲りと母親譲りの2個を持つことになる。その2個の遺伝子の一方をA、他方をaで表すことにしよう（図10-2左）。遺伝の形質発現にはAまたはaのいずれか一方に変異があることによって症状が現れ

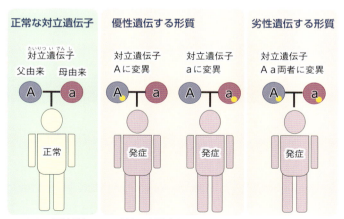

図10-2　優性遺伝する形質と劣性遺伝する形質

る場合（図10-2中）と、A、aの両者に変異がある例だけに症状がでる場合（図10-2右）とがある。前者は優性遺伝、後者は劣性遺伝する形質あるいは遺伝子とよばれている。

そのため、優性遺伝をする形質は父親あるいは母親のいずれか一方に変異があるだけで発症するもので、低身長を主徴とする軟骨無形成症や四肢伸長を主徴とするマルファン症候群といった運動器系に異常を見る例が多い。

一方、劣性遺伝の例では、A、aの両方の遺伝子（言い換えると父方と母方の両者）に変異がある場合に発症するもので、その遺伝子によってコードされたある特定のタンパク質が欠損するケースが多く、代謝異常疾患とよばれる一群の疾患にその例を見る。たとえば、フェニルケトン尿症という新生児の代謝異常症がある。この患児では必須アミノ酸であるフェニルアラニンをチロシンに変換する酵素が欠損しているため、通常のミルクで育てられるとフェニルアラニンが蓄積してきて、その結果、3～4ヵ月後に次第に痙攣を起こすとか、特有の臭気を発散させるようになる。そこで早期に発見して、フェニルアラニンを除去したミルクを飲ませることにより、症状の改善が見られるようになる。

ここで例示したものは古くから知られている代表的な遺伝疾患であるが、最近の遺伝子解析技術の進歩により、これまで正体不明とされていた疾患の中にも遺伝性疾患であることが判明したケースが数多くある。また、原因遺伝子がどの染色体のどの部分に存在するかも、詳細に特定されるようになってきている。

劣性遺伝する形質についてもう少し深く考えてみよう。劣性遺伝形質では、2個ある遺伝子の一方だけに変異を持つ場合には症状の出現を見ることはないので、保因者あるいはキャリアーとよばれている。しかし、キャリアーどうしが結婚すると異

常を持った子供が生まれる可能性がでてくる。そのため、自分は症状がなくても家族になんらかの異常を持つ方がいる場合には、大きな病院の遺伝相談の窓口を訪問することにより、有益な情報を得ることができる。

　2本で一組になって全部で46本からなる染色体の一部が欠失する、あるいはいずれか1本の染色体が丸ごと欠失していて全体で45本しかない（この例をモノソミーという）、逆に1本多くて全体として染色体が47本になる（この例はトリソミーといわれる）ためにからだ造りに失調が起きるといったケースもある。染色体異常とよばれる一群の疾患である。

　もし受精卵で染色体が1本欠失するなら、多くの場合、遺伝情報が大きく不足するため、発生を続けることができず流産になる。しかし、性染色体の場合には1本が欠失してX染色体が1本だけのケースは必ずしも致死的ではなく、生存してターナー症候群といわれる病態が発生する（図10-3）。この場合には

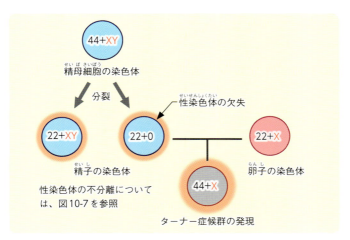

図10-3　性染色体の不分離によって生じるターナー症候群

すべての細胞は22組44本の常染色体と性染色体Xが1個だけ（染色体数を44＋XOと表記する）で、合わせて45本の染色体を持っている。ターナー症候群では見かけ上は女性だが、卵巣の低形成や低身長などの症状をしめすようになる。

　トリソミーは常染色体に起きる場合も性染色体に起きる場合（染色体数は47になる）もあるが、どの染色体がトリソミーになるかに応じて状況は変わってくる（図10-4、図10-5）。もっとも頻繁に起きるのは21番染色体のトリソミーで、ダウン症候群として知られている。つりあがった目尻、平面的な顔など特有の顔貌を持ち、知的発達が遅延するケースが多い。母親の

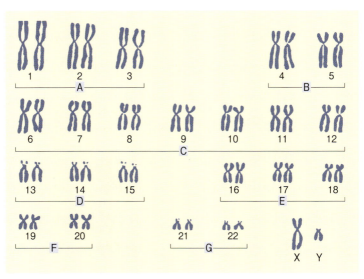

図10-4　ヒトの染色体

分裂中のヒト細胞から染色体標本を作製し、顕微鏡写真を撮影する。出現した染色体を大きさの順に並べると、2本で一組になった相同染色体が22組と2本の性染色体（XYあるいはXX）、合わせて46本の染色体があることがわかる

高齢化にともなって発生頻度が増加してくることが知られている。また、13番や18番染色体にトリソミーが起きた場合には中枢神経系や骨、心臓などに重篤な障害を持って生まれてきて、生後6ヵ月以内には死亡するケースが多く、1年以上の生存は非常に少ないとされている。

　性染色体にトリソミーが起きて44＋XXYとなると、クラインフェルター症候群という病態が生まれ、この患者は見かけ上は男性だが、精巣が萎縮して不妊となる。

　ネコ鳴き症候群という変わった名前の疾患がある。これは5番染色体の一部分だけが欠失することにより発症するもので、病名のとおり患児の泣き声がか細くてまるで子ネコが鳴いているように聞こえることから付けられた病名である。脳や心臓の発達にも遅滞が起きるといわれている。

　染色体の部分的な欠失は薬物とか放射線、ウイルス感染などによって起きると考えられているものの、はっきりした原因はわかっていない。

　染色体の丸ごと1本が欠失する、あるいは過剰にあるなど、染色体数の異常はどのようにして起きるのだろうか。これは精

原因となる染色体	疾患名	おもな症状
13番染色体 18番染色体	13トリソミー症候群 18トリソミー症候群	中枢神経系や骨、心臓などに重篤な障害。生後6ヵ月〜1年での死亡
21番染色体	ダウン症候群	特有の顔貌、知的発達の遅延など
性染色体（XXY）	クラインフェルター症候群	男性の精巣が萎縮
性染色体（XXX）	トリプルX染色体症候群	身体的な異常は少ない。一部に精神・言語の発達障害をしめすこともある

図10-5　トリソミーが原因となる疾患

子や卵子を生みだすにあたって作動する、減数分裂という細胞分裂の過程で起きることが知られている。減数分裂は1回のDNA合成に引き続いて2回の細胞分裂が起きて、その結果、もとの細胞1個からDNA量が2分の1の精子あるいは卵子といった生殖細胞を4個生みだすメカニズムである（図10-6）。

しかし卵子形成の場合、できあがった4個のうち、3個は極体という生殖とは関連しないまま退縮していく細胞なので、実質的には1個の母細胞から1個の卵子が生まれてくるが、その経過で減数分裂が起きていることには変わりない。また減数分裂にあたっては、まずDNAの合成が起き、細胞は2倍量のDNAを持つようになるが、ここで相同染色体の交叉という現象が起き、染色体の一部どうしを交換する作業がおこなわれるのが特徴である。

減数分裂の1回目の分裂（第一減数分裂）では2本で1セットになった相同染色体の1本ずつを2個の細胞に分配し、2回目の分裂で各々の染色体の片割れである染色分体を各細胞に分配するというしくみが起きている（図10-6）。

図10-6　正常な減数分裂と染色体の分配 (次ページ図)

図では相同染色体のうちの1組だけを代表として／と／でしめして、ほかの22組は省略している。図では省略されているほかの染色体でも交叉が起きている

女性の卵子形成では、4個の孫細胞のうち、3個は極体という小型細胞で、これは生殖活動に直接の関与がないまま退縮する。そのため、減数分裂によって生殖に関与する孫細胞は1個だけできることになる

第 10 章　手違いをする造化の神

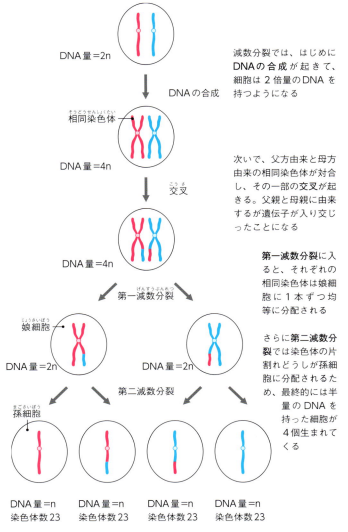

ところが、第一減数分裂に際して、ある染色体がなんらかの原因で分離しない（染色体の不分離といわれる）と、娘の細胞ではその染色体を2個持ったものと全くないもの（0と表示する）とが生まれてくる（図10-7）。つまり娘細胞の染色体数が24のものと22のものとが生まれるわけだ。

こうしたものが正常な数の染色体、つまり23本の染色体を持つ正常の卵子または精子と受精すると、できあがった受精卵の染色体は47あるいは45となって、染色体が過剰あるいは不足する受精卵が生まれるようになる。染色体の不分離は第一減数分裂だけではなく、第二減数分裂で起きることもあるが、いずれの場合でも染色体数が過剰のものと不足なものができることは同様である。

10-1-2　薬物や環境因子によって起きる先天異常

1950年代後半から60年代前半にかけて、妊婦が鎮静剤や吐き気止めとして服用したサリドマイドという薬剤により、胎児に体肢の形成異常が発生したケースは世界中で大きな問題となった。死産例も含めると全世界で約1万名、日本だけで約1000名が被害に遭ったといわれている。いままさに体肢形成が進行する時期に服用されたサリドマイドが体肢の形成に障害を与えたと考えられている。両上肢が完全に欠損する重症例から指骨や中手骨の一部が欠損する軽症例まで、その程度は多岐にわたる。また上肢ばかりではなく、下肢に形成不全が現れる例もある。

妊娠中の母親がウイルスや細菌に感染すると胎児に異常が発生するケースもいくつか知られている。中でもサイトメガロウイルスというウイルスに感染すると、胎児死による流産や中枢神経系の発達遅滞が認められる。風疹ウイルスの感染では胎児

第10章　手違いをする造化の神

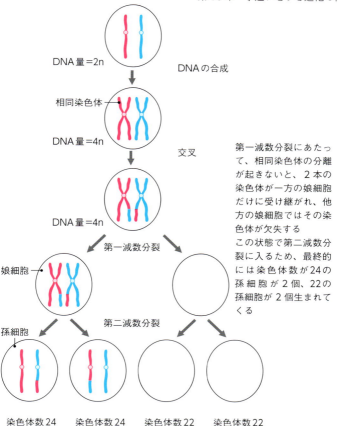

図10-7　減数分裂における染色体の不分離
染色体数24の孫細胞、あるいは染色体数22の孫細胞が正常な染色体数23の精子あるいは卵子と受精すると、染色体数が47（トリソミー）あるいは45（モノソミー）の異常な受精卵ができるようになる
ここでは第一減数分裂における不分離の例をしめしたが、第二減数分裂で不分離が起きる場合もある。いずれの場合も結果は同じである

の心臓、内耳、目に異常が発生する。また最近では、ジカウイルスによる胎児の脳発育障害が大きな問題になっている。

母親が放射線の曝露を受けたり、喫煙や飲酒も先天異常を生むことが知られている。先天異常を引き起こす物質は発生毒性因子とよばれている。発生毒性因子はたくさんあげられているが、かなり厳密に規制されているため、妊産婦がその影響を受けることはきわめて少ないものである。しかし、想定のおよばないケースが皆無ではないので、妊娠期には不必要な薬剤の多用を避けるなど、正しい知識により防止に努めることは重要である。

10-1-3　発生毒性因子の曝露時期と先天異常の発生

受精後3週までの発生の初期段階で発生毒性因子に曝露されると、重篤な障害が発生する結果、胚子は生存を続けることができず流産になってしまう。そのため流産児で調査すると重度の先天異常を持つ例が多いといわれている。3週以降8週までにはいろいろな器官の原基ができ、原基が発達を続ける時期である。そのため、この時期に発生毒性因子に曝露されると、対応する器官の発達に異常を見ることが多い。

たとえば心臓や中枢神経系は3～6週、上肢、下肢は4～6週がとくに感受性の高い時期であり、歯や口蓋は6～8週に、外生殖器は7～8週に高い感受性をしめすとされている（図10-8）。だからといって、この時期以外なら安全か、といえば決してそうではなく、危険の程度が極期よりは低減されると考えるべきであろう。

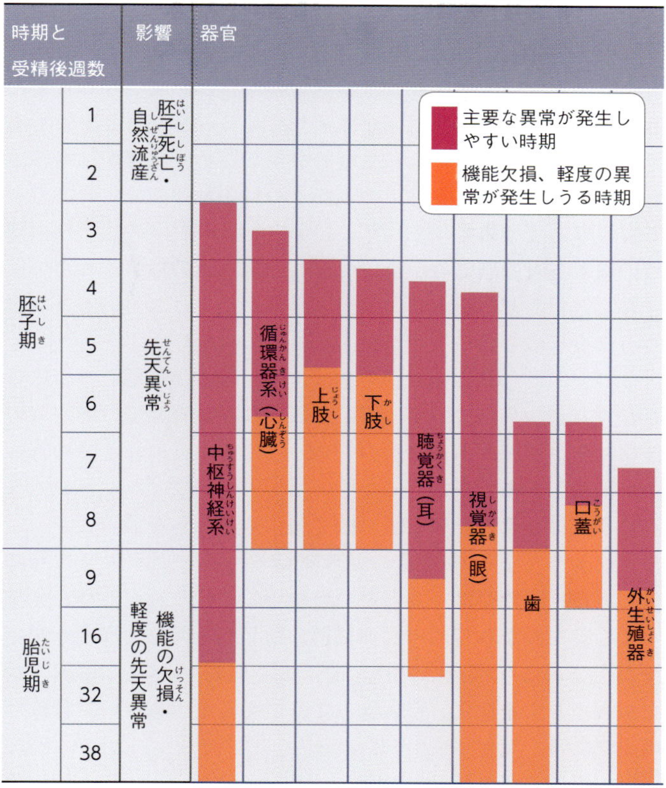

第10章 手違いをする造化の神

時期と 受精後週数	影響	器官								
1	胚子死亡・自然流産									
2										
3	先天異常	中枢神経系	循環器系(心臓)	上肢	下肢	聴覚器(耳)	視覚器(眼)		口蓋	
4										
5										
6										外生殖器
7										
8								歯		
胎児期 9	機能の欠損・軽度の先天異常									
16										
32										
38										

凡例:
- 主要な異常が発生しやすい時期
- 機能欠損、軽度の異常が発生しうる時期

Moore, K. L., Persaud, T. V. N., Torchia, M. G., : The Developing Human ; Clinically Oriented Embryology、瀬口春道、小林俊博、Eva Garcia del Saz (訳):ムーア人体発生学 原著第8版より改変

ある器官の原基がいままさに形成され、発達を続けている頃は発生毒性因子に対する感受性が一番高い時期だといえる。器官ごとにその時期を色分けしてしめした。受精後1〜2週は発生毒性因子に曝されると受精卵は死亡するか修復するかのいずれかになる。修復できれば異常は起きない。赤色は主要な先天異常が発生する時期であり、オレンジ色は機能の欠損や軽度の異常を持つようになる

図10-8 発生毒性因子に対する感受性が高い時期

10-2 現象として見た先天異常

これまで見てきたように、すべての器官が形成されるにあたり、その発端として芽組織が生まれてくる。肺芽だとか腎形成の発端となる尿管芽はその典型的な例であるが、ほかにも膵臓や肝臓の芽組織もあるし、陰茎などの外生殖器の発生にあたっても出現してくる（図10-9）。こうした芽組織はそれぞれの器官の原基ともいわれるが、この原基の数あるいは生まれた位置に異常が起きて、それにより先天異常が招来される例が多く認められるものである。

その一例として重複尿管をあげよう。通常は1個だけの尿管芽が隣り合わせに2個できて、それぞれが造腎組織に向かって伸びだすケースがある（図10-10C）。この場合には1個の腎臓から尿管が2本でることになり、重複尿管とよばれる状態である。本人はなんら症状もないので気づくこともないのだが、たまたまレントゲン検査をしたら発見されるというケースもある。また、尿管芽は1個しかできないのに、それが伸びだす早期に二股にわかれて両者が別個に行動しても同じように重複尿管が生まれる（図10-10D）。逆にもし尿管芽が全く形成されなかったとするなら、腎臓は生まれてくるすべもない。腎無形成症である。

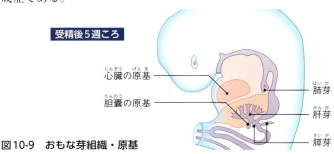

図10-9　おもな芽組織・原基

A 尿管芽と後腎の発生　受精後5週ころ

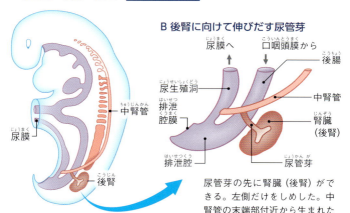

尿管芽の先に腎臓（後腎）ができる。左側だけをしめした。中腎管の末端部付近から生まれた尿管芽が造腎組織の中に伸びだして腎臓は作られる

C 尿管芽が2個できた場合

尿管芽が2個生まれて、両者が腎臓の中に入っていくと重複尿管が起きる

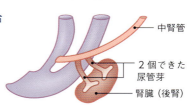

D 尿管芽がわかれて成長した場合

尿管芽は1個しかないのだが、途中で二分してそれぞれが腎臓の中に入っていく例もある

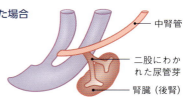

図10-10　重複尿管が生まれるしくみ

神経堤細胞は体内のいろいろな部位に遊走してきて、器官の発生に大きな貢献をすることはこれまでにも紹介したとおりである（図10-11）。この遊走に異常が起きると当然のことながら器官の発達に重大な影響を与える。その一例としてヒルシュスプルング病という珍しい疾患を紹介しよう。これは結腸と直腸の運動性が失調して蠕動運動(ぜんどううんどう)が発来しなくなるため、内容物が過剰に蓄積するもので、先天性巨大結腸症ともいわれている。その名のとおり、内容物を充満させた結腸が膨化して腹腔の大半を占めるようになる。このケースでは神経堤細胞の腸壁への遊走が障害されて、腸管壁の自律神経細胞が発達しないことによると考えられている。最近では、神経堤細胞の遊走を障害するしくみも明らかにされて、ヒルシュスプルング病の原因遺伝子も特定されている。

　心臓の発生においても、神経堤細胞の寄与が大きいことはすでに見てきたが、発生期の心臓に向けた神経堤細胞の遊走に異常が起きると、大動脈と肺動脈の正常な分離や心室中隔の形成が障害されて先天性心疾患が発生することが明らかになっている。

　神経堤細胞の遊走の異常によって発生する特異な例をもう１つあげておこう。それはディジョージ症候群とよばれる、免疫機能の不全、低カルシウム血症のほか、顔面や心臓の異常など、多様な症状をしめす稀有な疾患である。現在、この疾患は22番染色体上にある遺伝子の突然変異によって起きるとされている。

　たった１つの遺伝子の変異により、どうしてこんなにも多様な症状が発生するのであろうか？　興味が持たれるところである。

　この遺伝子の変異によって神経堤細胞の遊走が障害されることが知られている。その結果、神経堤細胞の第３鰓囊、第４鰓

第10章 手違いをする造化の神

嚢への遊走が障害されると、第3鰓嚢、第4鰓嚢から生まれるはずの上皮小体と胸腺ができてこなくなる。そのため、上皮小体から分泌されるべきパラトルモンというカルシウム代謝にかかわるホルモンが分泌されないから、カルシウム代謝に障害が起きる。また、胸腺の欠損が起きるとそこで成育されるはずのTリンパ球が生まれないため、免疫機能に大きな異常が発生する。さらに神経堤細胞が心臓や顔面に向けた遊走も障害される

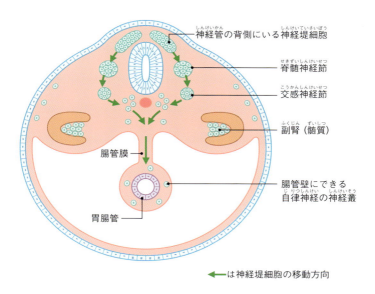

神経堤細胞の一部は2枚の腸間膜の間の層を通過して腸管壁に遊走する。この細胞群から胃腸管の管壁を作る粘膜や平滑筋の運動を司る自律神経細胞群が生まれてくる。腸管の蠕動運動はこうした自律神経細胞の働きによる

図10-11 神経堤細胞の遊走によって形成される

ため、心臓の発生や顔面形成も障害されるのがその全体像だと考えられている。このようにたった1つの遺伝子の異常の結果、重篤な障害が各器官に多様に発生するというわけだ。こうした病態を見ていると、からだ造りの微妙な調節機構の存在が浮かび上がってきて、興味深いものがある。

発生過程では、いくつかの組織が融合して1つの器官を作り上げていくという機序もある。口唇や口蓋の形成がこの代表例である。なんらかの原因でこの融合が正常に進行しないと口唇裂や口蓋裂といった先天異常が発生する（「9-2 顔のでき方」参照）。

現代の医学は随分進んでいるといわれているが、先天異常を未然に防止するところまでは、残念ながらまだ進歩してはいない。

ただ最近は画像診断などの診断技術が向上しているので、胎生期のできるだけ早くに異常を発見して適切に対応することにより、異常を治癒させる方策が期待される。胎児の場合、縫合しても傷跡が残りにくいといわれている。そこで、胎生期に診断を付けて、子宮内手術を施して治癒を図るなら、生後には傷跡も残らず綺麗に修復するであろう。こうした領域は胎児外科といわれ、近い将来に展開が期待される次世代の医療の1つとしてあげることができる。

あとがき

　本書の冒頭に掲げた「一体、自分はどこからどのようにやってきて、どこへいくのだろうか？」との疑問に答えようとしたのは、遠くギリシャの時代に遡るとされている。いまではニワトリの卵は食卓でもっともポピュラーな食品で、どこの家庭でも冷蔵庫の中には必ず何個かが入っているはずだ。この鶏卵を冷蔵庫ではなく、約38℃の一定の温度にした恒温器という容器の中に21日間ほど入れておく。すると、やがて殻が割れて中からピヨピヨとひよこがでてくる。もっとも、このとき、恒温器に入れる鶏卵はスーパーで買ってきたものではだめで、ニワトリ飼育の専門業者さんから有精卵と指定して買ったものでなければならない、という条件はあるが……。

　この20日余の間に殻の中で一体なにが起きているのだろうか？　遠く紀元前4世紀の頃、ギリシャの哲人アリストテレスはこの疑問に答えるべく温めた卵を、連日割っては黄身の変化を見つめていた。そしてその記録は医学の父と称えられるヒポクラテスに継承されていった。発生学の黎明期である。

　それから2000年ほど経過した17世紀後半頃、昆虫のさなぎの観察や卵の虫めがねによる観察の結果、卵の中に小さな子供が棲んでいると考えた学者がいた。その一派の人たちは卵学派とよばれているが、彼らは卵の中の小さな子供が次第に大きくなってくる現象が発生だと考えた。同じ頃、卵子ではなく精子の中に小さなヒトが棲んでいる、と考えた精学派とよばれる学者もいた。卵学派と精学派はそれぞれの主張の正当性をかけて、しばらくの間、大きな論争を続けてきた。いずれの説もあらかじめ微小なヒトがその中にいて、次第にからだを大きくさせてくるという考えなので、前成説とまとめられている。精子

の中に鎮座している小さなヒトはホムンクルスとよばれたが、ホムンクルスの精子の中にもさらにミニチュアなホムンクルスが入っているはずだ。この考えを繰り返していくなら、止めどない未来につながるホムンクルスが、わたしたちの生殖器官の中に入れ子のようになって棲んでいるはずで、直感的にもあまり真正な考えではないことがわかる。

それに対して胚子ははじめ無構造であるが、次第に形をあらわにしていろいろな器官を携えたからだが生まれてくるとの考え方、つまり後成説が提唱されるようになるのは18世紀後半〜19世紀前半のことであり、それが今日の発生学につながっている。後成説を確立した1人として名高いカール・エルンスト・フォン・ベーア（Karl Ernst von Baer、エストニア生まれ）は、無構造な胚子の中に胚葉ができてきて、これを基盤にしてからだが生まれてくると考えた。後成説が受容されるためには、わたしたちのからだが細胞によってできているという学説、つまり細胞学説が前提になっている必要がある。巨人の肩の上に乗って展望することにより、科学が前進する顕著な例だといえるだろう。

本書では当然のことながら後成説にたって話を展開してきたが、そのすべては250年ほどの間に積み重ねられた観察の結果であり、また主として20世紀に入ってから展開された実験発生学の成果だということができる。

20世紀の後半から今世紀にかけて、発生学はものすごいスピードで発展してきたが、その原動力が分子生物学や分子遺伝学、加えて遺伝子工学の技術によるもので、からだの活動のあらゆる局面で作動する遺伝子が列挙されるようになってきた。その成果は、病気の成り立ちの解明にも大きな貢献をしてきたばかりか、からだが造られる過程に作動する遺伝子も次々に俎上に載せられるようになってきた。かくして、昆虫のからだ造

あとがき

りのうえで作動している遺伝子と非常に類似する遺伝子が、ヒトのからだ造りにあたっても作動することが明らかにされ、生き物のからだ造りが、生き物一般に共通する論理のもとに展開されていると考えられるようになってきた。こうした見方は本書の中でも紹介してきたので、ご理解いただけたのではないだろうか。そのようなわけで、今日の発生生物学はまさに発生にかかわる遺伝子を語ることに尽きるといっても決して誤りではない。ある遺伝子が作動すると、どうしてある特有な形状を持った器官や組織が生まれるか、という問いかけに詳細に答えるのは今後の重要な課題である。読者の中からその次に連なる課題に興味を抱き、そして解明にあたる若い研究者がでてくるとしたなら、本書を著作した目的のかなりは完遂されたことになる。

また執筆にあたり、先達の手になる多くの書物のお世話になったが、感謝の意を込めて巻末に列挙させていただいた。本書の上梓にあたって、数々の貴重なご意見をいただいた髙月順一氏、並びに粗雑な原稿を整理して書物の形にしてくださった松本京久氏、お２人の講談社学芸部ブルーバックス編集チームスタッフに深甚のお礼を申し上げて、擱筆したい。

2019年10月　　　　　　　　　　　　　　　　　　　山科正平

参考文献

井出宏之(編著)：四肢の形成機構、アイピーシー、東京、2003

塩田浩平：カラー図解 人体発生学講義ノート 第2版、金芳堂、京都、2017

寺島俊雄：カラー図解 神経解剖学講義ノート、金芳堂、京都、2011

遠山正彌、大槻勝紀、中島裕司(編著)：人体発生学、南山堂、東京、2003

Carlson, B. M. : Human Embryology & Developmental Biology (6th Ed.), Elsevier, Amsterdam, 2018

Carlson, B. M. : 白井敏雄 (監訳)：熊木克治、塩田浩平、年森清隆、入江秀和 (訳)：カールソン人体発生学──分子から個体へ、西村書店、東京、2002

England, M. A. : Color Atlas of Life Before Birth ; Normal Fetal Development, Wolfe Medical Publications Ltd, London, 1983

Gilbert, S. F. : 阿形清和、高橋淑子(監訳)：ギルバート発生生物学、メディカル・サイエンス・インターナショナル、東京、2015

Moore, K. L., Persaud, T.V.N., Shiota, K. : Color Atlas of Clinical Embryology (2nd Ed.), W.B. Saunders Company, Philadelphia, 2000

Moore, K. L., Persaud, T.V.N., Torchia, M. G. : The Developing Human ; Clinically Oriented Embryology (11th Ed.), Elsevier, Amsterdam, 2019

Moore, K. L., Persaud, T.V.N., Torchia, M. G. : 瀬口春道、小林俊博、Eva Garcia del Saz(訳)：ムーア人体発生学 原著第8版、医歯薬出版、

東京、2011

O'Rahilly, R., Müller, F. : Human Embryology & Teratology (3rd Ed.) Wiley-Liss, New York, 2001

Romer, A. S., Parsons, T. S. : 平光厲司(訳)：脊椎動物のからだ〈その比較解剖学〉、法政大学出版局、東京、1983

Sadler, T.W. : Langman's Medical Embryology (14th Ed.), Wolters Kluwer, Philadelphia, 2019

Sadler, T.W. : 安田峯生、山田重人(訳)：ラングマン人体発生学 第11版（原書第13版）、メディカル・サイエンス・インターナショナル、東京、2016

Schoenwolf, G. C., Bleyl, S. B., Brauer, P. R., Francis-West, P. H. : Larsen's Human Embryology (5th Ed.), Churchill Livingstone, Philadelphia, 2015

Schoenwolf, G. C., Bleyl, S. B., Brauer, P. R., Francis-West, P. H. : 仲村春和、大谷浩(監訳)：ラーセン人体発生学（第4版）、西村書店、東京、2013

Slack, J. M.W. : Essential Developmental Biology (3rd Ed.), Wiley-Blackwell, 2012

Slack, J. M.W. : 大隅典子(訳)：エッセンシャル発生生物学（改訂第2版）、羊土社、東京、2007

Wolpert, L., Tickle, C. : 武田洋幸、田村宏治（監訳)：ウォルパート発生生物学、メディカル・サイエンス・インターナショナル、東京、2012

索引

本文中に語があるページは立体で、図表もしくは図説明文中に語があるページは*斜体*でしめした。

【記号・数字・アルファベット】

- 2心房2心室 ... 257
- 3層構造 ... 24, *242*, *244*
- 3部域化 ... 108
- 13トリソミー症候群 ... *329*
- 18トリソミー症候群 ... *329*
- ACTH ... 236, *237*
- BMP ... 104, 108, 189, 216
- CRH ... 236, *237*
- CRL ... 17, 145
- DNA ... 46, 330, *331*, *333*
- DNA分解酵素 ... 196
- E-カドヘリン ... 50, *51*
- FGF ... 52
- FGF2 ... 189
- FGF10 ... 194
- *Hh* ... 104
- *Hom-C* ... *57*, 58, *61*, 210
- *Hox* ... 58, *61*, 210, *211*
- *HOX* ... 60, 116
- iPS細胞 ... 36
- mRNA ... 48
- N-カドヘリン ... 50, *51*
- Pdx1 ... 192
- *Pdx1* ... 192
- Shh ... 94, 104, 105, 194, 216
- *Shh* ... 104, 105, 192
- *Sox9* ... 289
- SRY ... 286, 289
- S状結腸 ... 156, *159*, 160
- S状結腸間膜 ... 162
- TGF-βスーパーファミリー ... 52, 216
- *Wnt4* ... 289
- *Wnt7a* ... 194
- Wntタンパク質 ... 52
- IV型コラーゲン ... 31

【あ行】

- あぶみ骨 ... 309, 310, *310*, 312, *312*
- アポトーシス ... 62, 196
- アランチウスの静脈管 ... 271, 272
- 位置価 ... 54
- 一次口蓋 ... 320, *321*
- 一次ニューロン ... 214
- 位置情報理論 ... 54, *55*
- 一次卵黄嚢 ... 82
- 胃腸管 ... 154, 158, *223*
- 遺伝子 ... 46, *57*, 323, 325, 326, *331*
- 遺伝子やタンパク質の表記法 ... 105
- 遺伝的な要因 ... 324, 325
- 陰核 ... 276, *279*
- 陰茎 ... 276, *278*
- インスリン ... 191
- 咽頭 ... 302, 304, 306, *310*
- 咽頭弓 ... *301*, 306
- 咽頭腸 ... 155, 156, *157*
- 陰嚢 ... *278*, 290, *291*
- ウオルフ管 ... *280*, 284
- 右心室 ... *243*, 250, *251*, 252, *253*
- 右心房 ... *243*, 250, *251*, 252, *253*, 265, *267*
- 運動枝 ... *213*
- 運動神経 ... 41, 214, *215*, 221, 304
- 運動性ニューロン ... 214
- 栄養膜 ... *75*, *76*
- 壊死 ... 63

エストロゲン	*287*
エラ	300, 302
遠位尿細管	*293*
沿軸中胚葉	106, *107*, 110, 112, *151*, 276, *277*
延髄	201, *203*, 204, 306
円錐中隔	266
横隔膜	*165*, 166, *187*
横行結腸	156, *159*
横行結腸間膜	162
横中隔	*184*, 186, *187*
横紋筋	41, 242
オキシトシン	234
荻野学説	16

【か行】

外耳	*310*
外縦走筋	*163*
外生殖器	336
外側鼻隆起	316, 318, *318*
外胚葉	84, 94, *95*, *100*, 219, 306, *307*
外胚葉各部の予定運命図	*103*
灰白質	*215*, 217
蓋板	*217*
外鼻孔	*319*, 321
外分泌	190
外分泌細胞	184
外分泌腺	*163*, 174, 176, 178
外膜	242, *243*, 244
顔	316
下顎	308, 311
下顎隆起	316, *317*, *318*
蝸牛	*310*
角質層	24
下行結腸	156, *159*, 160, *161*
下行大動脈	*251*
下肢	193, 194, *195*, 196, 332
下肢芽	146, *146*, 193, *193*, 195
下垂体	174, 226, 230, *231*, 232, 234
下垂体後葉（神経性下垂体）	*231*, 232, *235*, *237*
下垂体前葉（腺性下垂体）	*231*, 232, 234, *235*, *237*, 238
ガス交換	180, 250
芽組織	156, *157*, 178, 336, *336*
下大静脈	*185*, 251, *253*, 271
顎下腺	174
肝円索	*271*
肝芽	178, *179*, *182*, 184, *184*, 187
感覚細胞	*103*
感覚受容細胞	220
感覚神経細胞	220
感覚性ニューロン	214, *215*, 221
肝管	*185*, 189
眼球	*147*, 202, 222, 226, 318, *318*
環境的な要因	324
眼茎	*229*
肝細胞	184, *185*, 188, 189
間細胞	286, 288, *288*
幹細胞	206
肝細胞索（肝細胞板）	*188*, 189, *189*
肝細胞と類洞の機能	*189*
間質	37, 108
間充織	70
冠状静脈洞	242
冠状動脈	242
肝静脈	*185*
肝小葉	184, *185*, *188*
関節	36, 40
肝臓	184, *184*, 185
間脳	201, 202, *203*, 204, *205*,

	226, 230, *231*, 238
眼杯	*227*, 228, *229*
眼胞	202, 227
顔面神経	212, *213*, 314
肝門脈	*271*, 272
間葉	64, 65, 298
間葉細胞	*66*, 108, *109*, 113, 246, *297*
間葉（細胞）の上皮化	67, 68, *69*, 113
間葉組織	64, 65, 66, 67, 113, 154, 162, 224, 244, *247*
気管	180, *180*, *315*
基底膜	*27*, *29*, *31*, 65, *181*
基底面	*31*
希突起膠細胞	206, *206*, *207*
きぬた骨	*309*, 310, *310*, *311*
基板	*217*
ギャップ結合	29, 30
キャリアー	326
球室溝	258, *259*, *261*
橋	201, *203*, 204, *205*, 306
胸郭	164
橋屈	202, *205*
胸心膜	166
強膜	228
胸膜	*165*
胸膜腔	164, *165*, 166, 182, *183*
魚類	*255*, 300
近位尿細管	*293*
筋細胞	41
筋線維	41
筋層	162, *163*
筋板	114, *115*, *117*, 197
クラインフェルター症候群	329, *329*
グリア細胞	206
グルカゴン	191
頸屈	204, *205*
形質	*325*
形質発現	325
茎状突起	*309*, 310, *312*
系統発生	299
茎突舌骨靱帯	*309*, *312*
血管	242, 246, *247*, 304
血球芽細胞	*247*, 248
血球成分	246
月経	16
月経齢	16
結合茎	*77*, 79
結合組織	37, 138, *139*, *175*, 242
血漿タンパク	184
結腸	154
結腸間膜	154, *159*, *161*
血島	246, *247*
原基	178, 336, *336*
肩甲骨	*197*
原始右心室	*265*, *267*
原始窩	80, *81*, 82, 85
原始結節	80, *81*, 85
原始左心室	*267*
原始心臓管	*256*, *257*, 258, *261*
原始生殖細胞	279, *280*, 286
原始線条	80, *81*, 82, *83*, 85
原始腸管	130, *131*, 137, *137*, 138, *139*, *143*, 150, *151*, 152, *153*, *155*, 158, *182*, 184, 233, 279, *280*, 281
減数分裂	330, *331*, *333*
顕性	325
原腸形成	86
原尿	294, 296
後胃間膜（大網）	*159*, 160
口咽頭膜	*81*, 84, *85*, 88, 130, *131*, *133*, 155, *155*, *157*, 233, 316

口咽頭膜の破綻	124
口窩	*145*, 232, *233*, *301*, 316, *317*, *318*
口蓋	318, 320, *321*
後外側溝	*215*
口蓋突起	320, *321*
口蓋裂	*321*, 340
後角	214, *215*, 217
睾丸	*278*
交感神経節	222, *223*, 339
咬筋	*311*
口腔	302, *317*, 318, *318*, 320, *320*, *321*
膠原線維	34, *35*, 39, 40, 108, *109*, 248
後根	*215*
後枝	*215*
甲状腺	174
甲状腺刺激ホルモン	234
甲状軟骨	*309*, *315*
後腎	*283*, 286, 292, 295, *337*
後腎胞	*297*
口唇裂	*321*, 340
後正中溝	*215*, *217*
後体壁	152, *152*, 153, *153*, 154, 160, *161*, 223, 280, *280*, *281*
後腸	154, *155*, 156, *157*, *187*, *280*, *281*
喉頭	*312*, 314, *315*
喉頭蓋軟骨	*315*
喉頭軟骨	*314*
後脳	*203*, 204, *205*, 214
後腹膜器官	160
興奮の伝達	*238*
肛門	88, 156, *278*
肛門膜	88
膠様組織	108, *109*
呼吸細気管支	*181*

個体発生	299
骨化	198
骨格筋	36, 40, *117*, 118, 197, 214, 304, 314
骨芽細胞	40
骨形成タンパク質	104, 108, 189, 216
鼓膜	310, *310*, 311
コラーゲン	31, 34
コルチ器	310, *310*
コンドロイチン硫酸	39

【さ行】

鰓弓	*145*, *146*, 212, *213*, *301*, 302, *305*, 306, *307*, 308, *308*
鰓弓神経	314
鰓溝	*302*, 303, *307*, *308*
最終月経	16
臍静脈	186, *271*
鰓性器官	301
臍帯	79, 130, *139*, 140, *141*, *145*, *146*, 150, 158, *158*, *301*
臍帯ヘルニア	158
臍動脈	*271*
サイトメガロウイルス	332
鰓嚢	*303*, 305, *305*, *307*, 338
細胞間結合装置	30, *31*
細胞間接着タンパク質	50
細胞骨格タンパク質	51
細胞死	108, 196
細胞の遊走	108
細胞膜	30, *31*, 68
鰓膜	*303*, 305
細網線維	*35*
杯細胞	173, *173*
左心室	*243*, 250, *251*, 252, *253*
左心房	*243*, 250, *251*, 252, *253*, 265, 267

左右軸	56
サリドマイド	332
三叉神経	*213*, 314
三尖弁	252, *253*
三尖弁口	263
酸素	250, 300
三層性胚盤	8, 72, 86, *87*, *89*, 91, *94*, *95*, *107*, *136*, *151*, 276
肢芽	193, 194, *197*
耳介の原基	*147*
耳下腺	174
耳管	*310*
色素上皮細胞	228, *229*
子宮	*73*, *76*, *141*, *279*
子宮筋層	*141*
子宮腔	*75*, *76*
子宮血管	*75*, *76*
糸球体	292, *293*, *297*
子宮内膜	*73*, 74, *75*, *76*, *76*, 77
軸索	208, *209*, 214, *238*
軸索突起	208
シグナル	94
シグナル因子	*93*
シグナル伝達	52
刺激伝導系	42
指骨	*197*, 332
視細胞	228, *229*
四肢伸長	326
視床	*205*, 231
視床下部	*205*, 230, *231*, 234, *235*, *237*, 238
視床下部・下垂体前葉の協関	*236*
耳小骨	310, *310*
視神経	*229*
視神経細胞	228, *229*
室間孔	*205*
シナプス	236, *238*
シナプス小胞	236
脂肪細胞	*35*, 38
尺骨	*197*
集合管	292, *293*, *295*, 296, *297*, 298
十二指腸	156, *159*, 160, 161
終脳	202, *203*, 204, *205*
自由表面	*29*, 31
重複尿管	336, *337*
絨毛	*163*
絨毛膜	*141*
手根骨	*197*
樹状突起	208, *209*
受精	6, 16, *72*, 74
受精卵	6, *72*, 74, 327
受精齢	16
出産予定日	16
手板	147, *147*, 195
受容体	52
循環器	239
循環器系	240
上衣細胞	206, *207*, 208
小陰唇	*279*
消化管	88, 130, 138, 148, 150, 155
消化管壁の構成	*163*
上顎	308
上顎隆起	316, *317*, 318, *318*, *319*, 320, 321
松果体	*231*
上行結腸	156, *159*, 160, *161*
小膠細胞	*206*, 208
上口唇	318, *319*
上行大動脈	*243*, *251*
上肢	*145*, 193, 194, *195*, 196, *197*, *301*, 332
上肢芽	146, *146*, 193, *193*, 194, *195*, 196
硝子軟骨	39

ショウジョウバエ	56, 57
常染色体	328
上大静脈	*243, 251, 253*
小腸	154, 156, *159*, 167
小腸間膜	154, *159*, 162
上腸間膜動脈	158, *158*
小脳	201, *203*, 204, *205*, 231
上皮	26, 27, 64, 65, 170, *175*, 193, 242
上皮・間葉相互作用	64, *66*, 67, 176, *177*, 178, 193
上皮細胞	28, 30, *31*, 50, 64, *66*, 84
上皮（細胞）の間葉化	67, 68
上皮組織	25, 298
漿膜	*153*, 162, *163*, 167
静脈管索	*271*
静脈血	*253*
静脈洞	258, *259*, 261
静脈弁	*243*
小網	*159*, 160
小葉間静脈	*185*, 188
小葉間胆管	*185*, 188, 189
小葉間動脈	*185*, 188
上腕	194
上腕骨	*197*
自律神経	41, 42, 102, 338, *339*
自律神経系	42
自律神経叢	*223*
心円錐	264, *265*, 266
心外膜	242, *243*
心球	258, *259*, 261
心筋	40, 242, *243*
心筋細胞	42
心筋線維	42
心筋層	242, *243*
心筋組織	242
神経芽細胞	206, *207*

神経管	50, 94, 96, *96*, 98, *100*, *101*, 103, *103*, 104, *117*, 132, *133*, 201, 202, *205*, 210, *217*, 220, *220*, *223*, *339*
神経幹細胞	208
神経管壁	206, *207*, *217*
神経系	201
神経溝	*94*, *95*, 96, *96*, *100*, *103*, 104, 206, *219*
神経膠芽細胞	206, *207*
神経膠細胞	206, *206*, 208
神経細胞	102, *206*, *207*, 209, 214, *221*, 236, *238*
神経終末	*209*, *238*
神経上皮細胞	206, *207*, 208, 228
神経性下垂体（下垂体後葉）	*231*, 232, *235*, *237*
神経節	102
神経叢	224, *339*
神経単位	210
神経堤細胞	64, 100, *100*, *101*, 102, 103, *103*, 104, 112, 118, 154, 164, 201, 218, *219*, *220*, *221*, *223*, 224, 270, 306, *307*, 320, 338, *339*
神経堤細胞の遊走	*223*
神経伝達物質	*238*
神経突起	208
神経板	*94*, 95, *100*, *103*, 104
神経ヒダ	*94*, *95*, 96, *96*, *100*, *100*, *219*, 220
神経分節	210
神経分泌	234, *238*
心室	252, 257, 258, *259*, *261*, *265*
心室中隔	*253*, 266, 268
心室中隔筋性部	*265*, 266, *267*,

	268
腎小体	*293*, 296
腎節	283, *283*
心臓	164, *165*, 167, *183*, *187*, 240, 242, *243*, 250, *251*, *253*, 254, 262
腎臓	278, 282, 292, 294, *295*, 336, *337*
靱帯	36
腎動脈	*293*
心内膜	*243*
心内膜クッション	*262*, *263*
心嚢	164
心嚢隆起	*145*, *301*, 316
真の体腔	122
真の体内	27
腎杯	*295*
腎盤	*295*
真皮	24, 114, 116, *117*, *119*
真皮と骨格筋への分化	*115*
真皮と体幹筋の形成	*117*
心房	252, 258, *259*, *261*, 262
心房中隔	*243*, *253*, 262, *263*, 272
心膜	*165*
心膜腔	164, *165*, 166, 167
腎無形成症	336
随意筋	41
膵芽	178
水晶体	*229*
水晶体窩	227
水晶体胞	226, *227*, *229*
膵臓	160, *161*, 190, *191*
髄脳	*203*, 204, 205
精管	*278*, *287*, *288*, 289, *291*
精細管	*288*
精子	*72*, 74, 279, *288*, 290, *327*, 332
精子細胞	*288*

星状膠細胞	206, *206*, *207*
精上皮	286
生殖器・生殖器官	275, 276, *277*, 278
生殖細胞	279
生殖腺	*280*, *281*, *287*
生殖堤	280, *280*, 286, 289
性腺刺激ホルモン	234
性染色体	*327*, 328, *328*
精巣	*278*, 279, 281, 286, *287*, *288*, 289, 290, *291*
精巣上体	*278*
精巣上体管	*288*, 289
精巣導帯	290
精祖細胞	286, *288*
声帯	314
正中軸	56, 84
成長ホルモン	234
精母細胞	*288*, 327
生理的ヘルニア	158
脊索	82, 84, 88, 94, *97*, 102, *107*, *115*, 223
脊索と中胚葉を作る細胞運動	85
脊髄	116, *119*, 201, 202, *203*, 204, *205*, 214, *215*, 217, 220, *231*
脊髄神経	118, *119*, 214, *215*
脊髄神経節	118, *119*, 214, *215*, 220, *221*, 222, *223*, 339
脊柱	116, 222
脊椎動物	84
舌咽神経	212, *213*, 314
舌下腺	174
赤血球	*245*
舌骨	*309*, 312, *312*, *313*
接着タンパク質	68
セルトリ細胞	286, *288*
腺	170, *171*, 174

線維	*34*, *36*, *39*, 242
線維芽細胞	34, *35*, 36, *39*, 40
線維芽細胞増殖因子	52
線維芽細胞増殖因子2	189
前胃間膜	*159*, 160
前外側溝	*215*
前角	214, *215*, 217
腺腔	*175*
前根	*215*
前枝	*215*
染色体	58, 327, *328*, *331*
染色体異常	327
染色体の不分離	*332*, *333*
前腎	*283*, 294, *295*
潜性	325
腺性下垂体（下垂体前葉）	*231*, 232, 234, *235*, *237*, 238
前正中裂	*215*, 217
浅鼠径輪	*291*
腺組織	162, *175*, 176
前腸	154, *155*, 156, *157*, *184*, 187
前庭	*310*
先天異常	323, 324, 325, *335*, 336
先天異常学	323
先天性巨大結腸症	338
先天性心疾患	338
蠕動運動	167, 224, 338
前頭鼻隆起	*301*, 316, *317*, 318, *318*
前脳	202, *203*, 210, *227*, 233
前脳胞	202
前立腺	*278*
前腕	194
前腕骨	*197*
桑実胚	*73*, 74
増殖因子	52
造腎組織	294, 296, 336

臓側胸膜	*165*, *183*
臓側心膜	*165*, *183*
臓側中胚葉	121, *139*, 142, *143*, 152, *152*, *153*, 154, 166
臓側腹膜	*161*
総胆管	185
相同染色体	*328*, 330, *331*, *333*
僧帽弁	252, *253*
僧帽弁口	*263*
側角	*217*
側頭筋	*311*
側頭骨	*309*, *310*, *312*
側脳室	*203*, 204
足板	*147*, *195*
側板	*120*, *121*, 142, 148, *151*, 276
側板中胚葉	106, *107*, 118, *143*, 276, *277*
側板中胚葉の変化	*120*
側板の2変化	*123*
鼠径管	290, *291*
鼠径靱帯	*291*
組織	30
咀嚼運動	311
咀嚼筋	311, *311*
疎性結合組織	*35*, 37, 108, *109*
ソニックヘッジホッグ	94, 104, 194

【た行】

第1鰓弓	*145*, *213*, 302, *302*, 308, *309*, *311*, 316, *317*
第1鰓膜	311
第2鰓弓	*145*, *213*, 302, 303, 308, *309*, *312*
第3鰓弓	*145*, *213*, 302, 308, *309*, *312*
第4鰓弓	*213*, 303, *309*, 315
第4＋6鰓弓	*302*, 303, *308*

第5鰓弓	303
第6鰓弓	303, *309*, *315*
第一減数分裂	*331*, 332, *333*
大陰唇	*279*
体外	*27*
体幹	*139*, *152*, 166
体幹筋	114, 116, *119*
体腔	121, *121*, *123*, 142, 144, 148, *151*, 152, 166
体腔の発生	*123*
体腔の変化	*142*
第三脳室	*203*, 204, *205*, 231
胎児	79, 270
胎児期	*11*
胎児外科	340
胎児死	332
体肢の形成異常	332
代謝異常疾患	326
代謝異常症	326
体循環系	250, *251*, 270
大静脈	250
大食細胞	*35*
胎生期	141
体節	58, *98*, 106, 110, *110*, 113, *115*, *117*, *145*, *153*, 197, 220, *220*, *277*, *301*
体節に対応したからだの分節構造	*119*
体節の形成	*111*
体節の個別化	*57*
大腿	194
大腸	159
大動脈	250, 252, *253*, *259*, 271
大動脈弁	252, *253*
タイト結合	30
第二減数分裂	*331*, 332, *333*
第二次性徴	289
大脳	201, *231*
大脳半球	202, *203*, 205
胎盤	79, *141*, *271*
体表	32
体表外胚葉	*103*, 104, *139*, *220*, 302
体表の上皮	27
体分節	112
体壁（後体壁）	*139*
大網（後胃間膜）	*159*, 160
第四脳室	*203*, 204, *205*
対立遺伝子	*325*
胎齢	16
ダウン症候群	*328*, *329*
ターナー症候群	*327*, *327*
弾性線維	36
胆嚢	*185*
タンパク質	46, *326*
恥骨結合	*39*, *278*
腟	*141*, 276, *279*
着床	*73*, 74, *76*, 78
中隔	*269*
中間中胚葉	106, *107*, 122, *123*, *151*, 276, 277, 282, *283*, 294, *295*
中間尿細管	*293*
中空化した体節	113
中耳	310, *310*, 312
中手骨	332
中腎	*280*, 281, *281*, *283*, 284, 285, 288, 289, 294, *295*
中心管	*203*, 204, 217
中腎管	*280*, *281*, *283*, 284, *285*, 286, *287*, 288, 289, 294, *295*, 296, *337*
中心静脈	*185*, 188
中腎傍管	*280*, 282
虫垂間膜	162
中枢神経系	42, 50, 84, 99, 103, 202, 206, 208, 218

中腸	154, *155*, 156, *157*, 158, *184*, *187*, *280*, *281*	デスモゾーム	*29*, 30
中腸ループ	158, *158*, *159*, 160	転写因子	48, *48*, 56
中脳	201, 202, *203*, 204, *205*, *233*	転写活性	48
		伝達物質	236
中脳水道	*203*, 204, *205*	導管	170, *171*, *175*, *281*, 282, 285, *287*, 289, 294
中脳胞	202		
中胚葉	64, 84, *89*, *90*, 91, 106, *107*, 246, *277*, 298, 306, *307*	頭屈	204, *205*
		橈骨	*197*
		頭踵長	17
中胚葉がしめす特性	88	頭側神経孔	98, *98*
中胚葉の3部域化	*107*	頭部中胚葉	112
中胚葉の変遷と区分	*124*	洞房溝	258, *259*, 261
中胚葉を作る細胞運動	83	動脈円錐	254, *255*, *259*, 267
中皮	162, *163*, 244	動脈管	*271*, 272
中膜	242, *243*, 244	動脈幹	257, 265, 267
聴覚受容装置	310	動脈管索	*271*
腸管	155, *339*	動脈幹中隔	266
長管骨	198, *198*	動脈血	250, *253*
腸管壁の神経叢	*223*	トリソミー	327, 328, *329*, *333*
腸間膜	*139*, 152, *152*, *153*, 154, 158, *158*, 160, *161*, 280, *280*, *281*	トリプルX染色体症候群	*329*
		【な行】	
腸間膜根	153, *153*	内細胞塊	75, *75*, 76, *76*
頂殿長	17, 145	内耳	*310*
直細動脈	*293*	内側鼻隆起	316, 318, *318*, 320
直腸	156, *159*, 278	内胚葉	82, 122, *131*, 304, 306, *307*
チロシン	326		
椎骨	112, 114, *117*, *119*, 220, 278	内胚葉上皮	162
		内皮細胞	242, *243*, 244, 245, 246, *247*, 248
椎骨の発生	*117*		
椎板	114, *115*, 116, *117*	内分泌	190
椎板の遊走	*115*	内分泌細胞	184, 190, *191*
つち骨	*309*, 310, *310*, *311*	内分泌腺	174
ディジョージ症候群	338	内膜	242, *243*
低身長	326, 328	内輪走筋	*163*
底板	*217*	軟骨	38, 39, 194, 197, *197*, 304
停留精巣	290	軟骨芽細胞	39, 40
テストステロン	286, *287*, 288, 289	軟骨無形成症	326

二次口蓋	320, *321*
二次ニューロン	214
二次卵黄嚢	82
二層性胚盤	7, *76*, *77*, *78*, *79*, 80
ニューロン	*209*, 210
尿管	278, *278*, 294, 336
尿管芽	294, *295*, 336, *337*
尿細管	292, *293*, 297
尿生殖隔膜	*278*
尿生殖洞	88, *280*, *281*, 282, 284, *285*, *287*, 291, 294, 295
尿生殖膜	88
尿道	278, *278*, 291
尿膜	*131*, *155*, 156, *157*, *280*, *281*, 295
妊娠	74
人中	318, *319*, 321
ネクローシス	63
ネコ鳴き症候群	329
ネフロン	284, 292, *293*, 297, 298
粘膜	26, 33, 162, *163*
粘膜下組織	162, *163*
粘膜筋板	*153*, 162, *163*
粘膜固有層	*153*, 162, *163*
粘膜上皮	26, 138, *139*, *153*, 162, *163*
粘膜上皮細胞	*27*
脳	201
脳幹	201, *231*
脳室	204
脳神経節	214
脳脊髄液	202
脳胞	*147*, 210

【は行】

肺	164, 180, *183*, *251*, 300
肺芽	156, 178, *179*, 180, *180*
胚外体腔	*77*, 78, 121, *141*, *143*, 144, *149*, *150*, *151*
胚外中胚葉	*77*, 78, *90*, 91, 106, 108, 142, *143*, 152
肺間膜	*165*
肺呼吸	270, 300
胚子	*10*, 16, 78, 128, 138
肺循環系	250, *251*, 270
肺静脈	250, *251*, 253
排泄腔	88, *131*, *155*, 156, *157*, *280*, *281*, 295
排泄腔膜	*81*, 84, *85*, 88, 124, 130, *131*, *133*, 155, *155*, 156, *157*, *280*, *281*, 295
背側膵芽	*179*, 190, *191*
肺動脈	*243*, 250, *251*, 252, *253*, 257, *271*
肺動脈弁	252, *253*
胚内体腔	*137*, *143*, 144, *149*, 150, *150*, *151*
胚内中胚葉	*90*, 91, 106, *120*, *123*
胚の分節化	*57*
胚盤	78, 80, *81*, 99
胚盤の折れたたみ運動	127, 128, 132, 145, 148, 150, 152, *155*, 166
胚盤胞	*6*, *73*
胚盤胞腔	*75*
胚盤葉下層	*76*, 78, *81*, 82, *83*
胚盤葉上層	*76*, 78, 80, *81*, 82, *83*, 84
肺胞	*180*, *181*
肺胞腔	*181*
肺胞壁	*181*
排卵	16, *72*, *73*
白質	*215*, *217*
バゾプレシン	234
発生異常	323
発声器官	314, *315*

発生毒性因子	334, *335*	不随意筋	41
鼻窩	316, *317*, *318*, *319*	分子生物学	323
皮下組織	24, 38, 112	分節	110, 114, 204, 210, 212, 218, 220, 306
鼻腔	316, 318, 320, *320*, *321*	分泌細胞	*172*, 173, *173*, *175*
非上皮細胞	28, 30, *31*, 34, *35*, 64, 224	分泌腺	33, 171
非上皮組織	25	分泌部	170, 171, *175*
尾側神経孔	98, *98*	平滑筋	40, 42, 138, *139*, 162, 224, 248
左室室管	*262*, *263*	平滑筋層	*153*
左室室口	*253*, *267*	壁側胸膜	*165*, *183*
鼻中隔	320, *320*	壁側心膜	*165*, *183*
泌尿器・泌尿器官	275, *277*, 278	壁側中胚葉	121, *139*, 142, *143*, 152, *152*, 166
泌尿・生殖器系	278	壁側腹膜	*161*
皮板	114, *115*, *117*	ヘッジホッグタンパク質	52
皮膚	24	ヘミデスモゾーム	*29*
皮膚の分節性	*119*	変異体	56
被膜	37	膀胱	*278*, 282, *291*
肥満	38	房室管	258, *259*, *261*, *262*
表情筋	313, *313*	房室口	*265*
表皮	24, *27*, 114, *115*, 222	房室中隔	266
表皮層	24	胞胚	*6*, *73*, 74
鼻翼	318, *319*	胞胚腔	74, 75, *75*
ヒルシュスプルング病	338	ボウマン嚢	*293*, *297*
部域化	104, 214, 216	ボタロ管	*271*, 272
フィードバック機構	*236*	哺乳類	*255*
風疹ウイルス	332	骨	38, 40, 194, 315
フェニルアラニン	326	ホメオーシス	58
フェニルケトン尿症	326	ホメオティック遺伝子	58
腹腔	158	ホメオティック遺伝子複合体	58
副睾丸	*278*	ホルモン	52, 174
副腎	174, 224		
副腎髄質	*223*, *339*	【ま行】	
副腎皮質	*223*, *236*	マスター遺伝子	49, 58, *93*
腹側膵芽	*179*, *190*, *191*	末梢神経	212
腹側膵芽の回転	*191*	末梢神経系	42, 103
腹壁	152, *152*, *153*	マルファン症候群	326
腹膜	*161*, 165		
腹膜腔	*161*, *165*, 166, *223*		

右房室管	*262, 263*
右房室口	*253, 267, 268*
水かき	63, 196
密性結合組織	37
未分化生殖腺・未分化性腺	281, 284, *285*, 287
脈絡膜	228
ミュラー管	*280, 281, 282*, 284, *285*, 286, *287*, 289
ミュラー管抑制因子	286
迷走神経	212, *213*, 314
メッケル軟骨	308, *309*, 311
眼の原基	*147, 227*
メラニン産生細胞	222, *223*
毛細血管	*245*, 248, *251*, 292
毛細胆管	*185, 188*
網膜	228, *229*
網膜内腔	*229*
網膜剥離	228
モノソミー	327, *333*
モルフォゲン	54
門脈	*185, 251*

【や・ら行】

優性	325
優性遺伝	325, *325*
誘導物質（誘導原）	*66*, 92, *93*, 108, 176
輸出細動脈	*293*
輸入細動脈	*293*
指	62, *195*
指の形成	196
羊膜	*141, 145*, 301
羊膜芽細胞	*76*
羊膜腔	75, *76*, 78, *79*, 86, 130, 132, *133, 141*, 142, *143, 145*, 301
翼板	*217*
ラトケ囊	232, *233*, 234, *235*
卵円窩	*243, 253, 271*
卵円孔	*271*, 272
卵黄腸管	*131*, 137, *137, 143*, 150, *150, 151*, 154, *155, 157*
卵黄囊	75, *76*, 77, 78, *79*, 82, 86, 130, *131*, 132, *133*, 138, *141*, 142, *143, 145*, 150, *150, 152, 155, 157*, 279, 301
卵割	74
卵管	*72*, 73, *279, 287*, 289
卵管采	*72, 73, 279*
ランゲルハンス島	190, 191, *191*
卵細胞	*72*, 73
卵子	74, 279, *327*, 332
卵巣	73, 279, 281, *287*, 289, 290
卵巣導帯	290
流産	332
両生類	*255*
菱脳	202, *203, 205*, 210, *211, 233*, 306, *307*, 314
菱脳峡	*211*
菱脳の分節構造	*211*
菱脳分節	*213*
菱脳胞	202
リン酸カルシウム	40
輪状軟骨	*309*, 315
類洞	*185, 188*, 189
劣性	325
劣性遺伝	325, *325*
漏斗	*231, 233*, 234, *235*
ロンボメア	210

N.D.C.549 358p 18cm

ブルーバックス B-2112

カラー図解
人体誕生
からだはこうして造られる

2019年10月20日 第1刷発行

著者	山科正平 (やましなしょうへい)	
発行者	渡瀬昌彦	
発行所	株式会社講談社	
	〒112-8001 東京都文京区音羽2-12-21	
電話	出版 03-5395-3524	
	販売 03-5395-4415	
	業務 03-5395-3615	
印刷所	(本文印刷) 株式会社新藤慶昌堂	
	(カバー表紙印刷) 信毎書籍印刷株式会社	
本文データ制作	ブルーバックス	
製本所	大口製本印刷株式会社	

定価はカバーに表示してあります。
©山科正平 2019, Printed in Japan
落丁本・乱丁本は購入書店名を明記のうえ、小社業務宛にお送りください。送料小社負担にてお取替えします。なお、この本についてのお問い合わせは、ブルーバックス宛にお願いいたします。
本書のコピー、スキャン、デジタル化等の無断複製は著作権法上での例外を除き禁じられています。本書を代行業者等の第三者に依頼してスキャンやデジタル化することはたとえ個人や家庭内の利用でも著作権法違反です。
®〈日本複製権センター委託出版物〉複写を希望される場合は、日本複製権センター（電話03-3401-2382）にご連絡ください。

ISBN978-4-06-516572-0

発刊のことば

科学をあなたのポケットに

二十世紀最大の特色は、それが科学時代であるということです。科学は日に日に進歩を続け、止まるところを知りません。ひと昔前の夢物語もどんどん現実化しており、今やわれわれの生活のすべてが、科学によってゆり動かされているといっても過言ではないでしょう。

そのような背景を考えれば、学者や学生はもちろん、産業人も、セールスマンも、ジャーナリストも、家庭の主婦も、みんなが科学を知らなければ、時代の流れに逆らうことになるでしょう。

ブルーバックス発刊の意義と必然性はそこにあります。このシリーズは、読む人に科学的に物を考える習慣と、科学的に物を見る目を養っていただくことを最大の目標にしています。そのためには、単に原理や法則の解説に終始するのではなくて、政治や経済など、社会科学や人文科学にも関連させて、広い視野から問題を追究していきます。科学はむずかしいという先入観を改める表現と構成、それも類書にないブルーバックスの特色であると信じます。

一九六三年九月

野間省一